YOUNG ACADEMICS

Perspektiven auf Pflege | 3

Herausgegeben von
Dr. Sabine Ursula Nover,
Prof. Dr. Renate Stemmer und
Prof. Dr. Michael Bossle

Julia Holbach

Berufliche Identitätsentwicklung in der Ausbildung zur Pflegefachperson

Mit einem Vorwort von Prof. Dr. Philipp Struck

Tectum Verlag

Julia Holbach
Berufliche Identitätsentwicklung in der Ausbildung zur Pflegefachperson

Young Academics: Perspektiven auf Pflege; Bd. 3

© Tectum – ein Verlag in der Nomos Verlagsgesellschaft, Baden-Baden 2023
ISBN 978-3-8288-4992-1
ePDF 978-3-8288-5134-4
ISSN 2941-265X

Umschlagabbildung: # 76042580 von whiteisthecolor | https://stock.adobe.com

Gesamtverantwortung für Druck und Herstellung:
Nomos Verlagsgesellschaft mbH & Co. KG
Printed in Germany

Alle Rechte vorbehalten

Besuchen Sie uns im Internet
www.tectum-verlag.de

Bibliografische Informationen der Deutschen Nationalbibliothek
Die Deutsche Nationalbibliothek verzeichnet diese Publikation
in der Deutschen Nationalbibliografie; detaillierte bibliografische
Angaben sind im Internet über http://dnb.d-nb.de abrufbar.

Vorwort

Der Diskurs um die Bedeutung einer beruflichen Identität, u.a. als Voraussetzung für eine erfolgreiche Erwerbsbiografie, wird in der Berufs- und Wirtschaftspädagogik (u.a. Thole 2021; Heinrichs et al. 2022) aktuell (wieder) verstärkt geführt. Dabei ist das Thema nicht neu. Mit Blick auf Prognosen zu der Fachkräftesicherung in Deutschland und aktuellen Vertragslösungen im Bereich der beruflichen Ausbildung werden potenzielle Gründe schnell ersichtlich. Dies gilt für die Pflege im Speziellen, aber auch allgemein für den Ausbildungs- und Arbeitsmarkt. Eine stark ausgeprägte berufliche Identität kann nach Rauner (2017) dazu beitragen, berufsbedingte Nachteile zu tolerieren und steigert zugleich Arbeitszufriedenheit wie Motivation im beruflichen Alltag (Rauner 2017, Heinrichs et al. 2022). Entsprechend relevant ist die Analyse ihrer Entwicklung bei Auszubildenden und Fachkräften in der Pflege.

Julia Holbach hat sich genau dieser Thematik in ihrer Arbeit gewidmet und untersucht *„Inwiefern findet eine berufliche Identitätsentwicklung in der Ausbildung zur Pflegefachperson statt?"* und *„Inwiefern entwickelt sich eine Berufsbindung in der Ausbildung zur Pflegefachperson?"* (S. 6). Als Ergebnis ihrer qualitativen Analyse zeigen sich u.a. drei Typen der beruflichen Identitäts- und Berufsbindungsentwicklung: Die Beständigen, die Bestärkten und die Ungebundenen. Die Interpretation eben dieser Typen zeigt (plausibel und spannend zugleich), wie individuell unterschiedlich die Ausgangslagen und die Entwicklungsverläufe der Auszubildenden sind. Ebenso wird deutlich, dass ein Teil der Befragten bereits im zweiten Ausbildungsjahr entschieden hat, nicht dauerhaft in der Pflege tätig sein zu wollen. Andere Auszubildende beschreiben ihre berufliche Tätigkeit hingegen mit „Liebe" und erfreuen sich persönlich an gesundheitlichen Verbesserungen ihrer Patient*innen.

Durch diese Einblicke gelingt es der Arbeit, einen Diskursbeitrag zu leisten und neue Perspektiven zu eröffnen, vor allem im Verständnis für Auszubildende und ihre Wahrnehmung der (herausfordernden) beruflichen Alltagssituationen in der generalistischen Pflege.

Mainz im Dezember 2023
Prof. Dr. Philipp Struck

Abstract

Hintergrund & Fragestellung

Seit Jahren sind die Personalengpässe in der Pflege spürbar und der Bedarf an Pflegefachkräften steigt weiter (vgl. Bundesagentur für Arbeit, 2022). Um dieser fortbestehenden Problematik entgegenzutreten, kommt der beruflichen Ausbildung als Ausgangs- und Bezugspunkt zur Gewinnung und langfristigen Bindung von Fachkräften eine zentrale Bedeutung zu, die den Weg für einen optimalen Einstieg in den Beruf ebnen kann (vgl. Heinrichs, Wuttke & Kögler, 2022). Hierfür stellt die Entwicklung einer beruflichen Identität einen wichtigen Grundpfeiler dar, deren Befundlage auf ihre positiven Auswirkungen auf die Kompetenzentwicklung, die Berufszufriedenheit und letztendlich die Berufsbindung hindeutet (vgl. Gerhardt & Kanzog, 2017). Mit Blick auf die Reform der Pflegeausbildung entstehen neue Identifikationspotentiale für den Pflegeberuf, die gleichzeitig neue Herausforderungen mit sich bringen. In dieser Forschungsarbeit wird der Frage nachgegangen, inwiefern eine berufliche Identitätsentwicklung in der Ausbildung zur Pflegefachperson stattfindet und sich eine Berufsbindung entwickelt.

Methodischer Zugang

Die qualitative Querschnittstudie umfasst elf leitfadengestützte Interviews mit Auszubildenden des zweiten Ausbildungsjahres der generalistischen Pflegeausbildung, die ihre Berufswahlmotive, ihr subjektives Erleben des Berufes und der Ausbildung, ihr Berufsverständnis sowie Entwicklungsprozesse ihrer beruflichen Identität und Berufsbindung erfassen. Zur Datenerhebung wurden problemzentrierten Interviews nach Witzel (2000) geführt, welche entlang der inhaltlich-strukturierenden sowie typenbildenden Inhaltsanalyse nach Kuckartz (2016) ausgewertet wurden.

Ergebnisse

Es lassen sich drei Typen der beruflichen Identitäts- und Berufsbindungsentwicklung identifizieren: die Beständigen, die Bestärkten und die Ungebundenen. Die Identifikation gelingt vor allem über Fachwissen und die sozial ethische Grundhaltung der Auszubildenden, wofür neben einem verankerten Berufswunsch insbesondere die erlebten Arbeits- und Lernbedingungen von Bedeutung sind. Die Entwicklung eines umfassenden generalistischen Berufsverständnisses kann durch gute Ausbildungserfahrungen und die Übereinstimmung mit persönlichen Interessen gelingen und weitere Berufsperspektiven eröffnen.

Implikationen

Abschließend werden Förderungs- und Entwicklungsmöglichkeiten der beruflichen Identität im Rahmen der Pflegeausbildung diskutiert.

Inhaltsverzeichnis

Einleitung 1

1 Thematische Rahmung und Forschungsinteresse 5
    1.1 Forschungsziel 6
    1.2 Forschungsfragen 6
    1.3 Aufbau der Arbeit 6

2 Identität und Beruf 9
    2.1 Identität 9
    2.2 Berufliche Identität 11
        2.2.1 Organizational Commitment, Occupational Commitment, Arbeitsmoral 13
        2.2.2 Messen von beruflicher und betrieblicher Identität 14
    2.3 Identifikationspotential von Berufen 16
    2.4 Berufliche Identitätsentwicklung und Berufsbindung 19
    2.5 Zwischenfazit zur beruflichen Identitätsentwicklung 22

3 Pflege als Profession 25
    3.1 Die Pflege auf dem Weg zu einer Profession 25
    3.2 Das Pflegeberufereformgesetz 27
    3.3 Zwischenfazit zur Professionsentwicklung in der Pflege 30

4 Forschungsstand 33

    4.1 Einflussfaktoren auf die berufliche Identitätsentwicklung 34

    4.2 Die Berufsbindung in der Ausbildung 39

    4.3 Zwischenfazit und Begründung der vorliegenden Forschungsarbeit 44

5 Forschungsempirisches Vorgehen 47

    5.1 Methodisches Vorgehen der Datenerhebung 48

    5.2 Entwicklung der Erhebungsinstrumente 49

        5.2.1 Kurzfragebogen 50

        5.2.2 Interviewleitfaden 51

        5.2.3 Postskriptum 55

    5.3 Forschungsethische Prinzipien 55

    5.4 Darstellung der Erhebungsphase 57

    5.5 Stichprobe 59

    5.6 Datenaufbereitung 60

6 Datenauswertung und -analyse 61

    6.1 Inhaltlich strukturierende Inhaltsanalyse 62

    6.2 Typenbildende Inhaltsanalyse 66

    6.3 Kategorienbasierte Auswertung und typenspezifische Zusammenhangsanalyse 71

7 Forschungsergebnisse 73

    7.1 Einflüsse auf die Berufswahl 74

    7.2 Erleben des Berufes 78

    7.3 Berufsverständnis 82

    7.4 Bewältigung beruflicher Entwicklungsherausforderungen 84

    7.5 Berufszufriedenheit 87

    7.6 Bedeutung der Generalistik für die Identifikation 90

    7.7 Zukunftsperspektive 95

8 Einordnung der Arbeit 101
    8.1 Inhaltliche Diskussion 101
    8.2 Methodische Diskussion und Limitationen 113
    8.3 Fazit 117
    8.4 Ausblick und Forschungsdesiderata 119

Literaturverzeichnis 123

Abbildungsverzeichnis

Abbildung 1: Zusammenhang von Identität, Engagement und Arbeitsmoral (eigene Darstellung in Anlehnung an Rauner, 2017, 695) 14

Abbildung 2: Einflussfaktoren auf die berufliche Identitätsentwicklung (eigene Darstellung) 39

Abbildung 3: Forschungsfragen 62

Abbildung 4: Kategoriensystem (eigene Darstellung) 64

Abbildung 5: Typenbeschreibungen (eigene Darstellung) 67

Abbildung 6: Modellfall des Typ 1 "Die Beständigen" (eigene Darstellung) 68

Abbildung 7: Modellfall des Typ 2 "Die Bestärkten" (eigene Darstellung) 69

Abbildung 8: Modellfall des Typ 3 "Die Ungebundenen" (eigene Darstellung) 70

Abbildung 9: Codierhäufigkeiten der "Einflüsse auf die Berufswahl" (eigene Darstellung) 74

Abbildung 10: Codierhäufigkeiten des "Erleben des Berufes" (eigene Darstellung) 79

Abbildung 11: Codierhäufigkeiten des "Berufsverständnis" (eigene Darstellung) 82

Abbildung 12: Codierhäufigkeiten der "Bewältigung
beruflicher Entwicklungsherausforderungen"
(eigene Darstellung) 85

Abbildung 13: Codierhäufigkeiten der "Berufszufriedenheit"
(eigene Darstellung) 88

Abbildung 14: Codierhäufigkeiten der "Bedeutung
der Generalistik für die Identifikation"
(eigene Darstellung) 91

Abbildung 15: Codierhäufigkeiten der "Zukunftsperspektive"
(eigene Darstellung) 96

Tabellenverzeichnis

Tabelle 1: Items zur Erfassung beruflicher Identität
(vgl. Heinemann & Rauner, 2008, 17) 16

Tabelle 2: Items zur Erfassung betriebsbezogenen
Engagements (vgl. Heinemann & Rauner, 2008, 20) 16

Tabelle 3: Kategoriendefinition "Erleben des Berufes"
(eigene Darstellung) 63

Tabelle 4: Kategoriendefinitionen der Subkategorien zu
"Erleben des Berufes" (eigene Darstellung) 65

Tabelle 5: Codierhäufigkeiten der Hauptkategorien
(eigene Darstellung) 74

Abkürzungsverzeichnis

Abb.	Abbildung
BMFSFJ	Bundesministerium für Familie, Senioren, Frauen und Jugend
BRD	Bundesrepublik Deutschland
DBfK	Deutscher Berufsverband für Pflegeberufe
DDR	Deutsche Demokratische Republik
DGP	Deutsche Gesellschaft für Pflegewissenschaft
DSGVO	Datenschutz-Grundverordnung
NS	Nationalsozialismus
PflAPrV	Ausbildungs- und Prüfungsverordnung für die Pflegeausbildung
PflBG	Pflegeberufegesetz
PflBRefG	Pflegeberufereformgesetz
QDA	Qualitative Data Analysis
resp.	respektive
Tab.	Tabelle

Einleitung

Nicht erst seit der Corona-Pandemie geht die öffentliche Diskussion um den Pflegeberuf immer wieder mit der Thematisierung des Pflegenotstandes einher. Die Systemrelevanz des Pflegeberufes ist in der Corona-Pandemie erneut ins Rampenlicht gerückt und hat einmal mehr aufgezeigt, dass der Pflege eine enorme gesellschaftliche Bedeutung zukommt (vgl. Würth, 2021; Bundesministerium für Familie, Senioren, Frauen und Jugend (BMFSFJ), 2020). Immer wieder schaffen es aufflammende Diskussionen um den Pflegenotstand in die mediale Berichterstattung und in die politischen Verhandlungen. Die zugrunde liegenden Problemlagen sind längst allen bekannt. Der demografische Wandel, der mit einer Erhöhung des Bedarfs an Pflegefachpersonen einhergeht und gleichzeitig aber auch den vorhersehbaren Wegfall der „Babyboomer-Generation" aus den Reihen der Pflegenden bedeutet, führt letztendlich dazu, dass sich die ohnehin schon prekäre Situation der pflegerischen Versorgung in Deutschland weiter zuspitzt (vgl. OECD, 2019). Analysen der der Datenlage 2021 der Bundesagentur für Arbeit, belegen sowohl für die Bereiche der Altenpflege als auch der Krankenpflege gravierende Fachkräftedefizite (vgl. Bundesagentur für Arbeit, 2022, 19). Im Jahr 2021 wurden 36.000 unbesetzte Stellen in der Pflege gemeldet und in Folge der Corona-Pandemie über ein Ausbleiben von Stellenneumeldungen berichtet (vgl. ebd., 17). Nach Interpretation der aktuellen Datenlage werden für das Jahr 2030 insgesamt 500.000 unbesetzte Stellen professionell Pflegender vorausgesagt (vgl. Deutscher Berufsverband für Pflegeberufe (DBfK), 2021). Prognosen in Bezug auf die Veränderung von Pflegeprävalenzen sowie die Entwicklungen der Personalkennzahlen unterliegen einigen Einflussfaktoren und lassen sich demnach auch nur begrenzt vorhersagen. Im Rahmen des Pflege-Reports von 2019 wurden dazu drei mögliche Modellszenarien auf Basis des Demografiemodells berechnet. Wenngleich sich zwischen diesen Modellszenarien erhebliche Unterschiede darstellen, weisen alle zweifelsfrei auf einen erheblichen Personalbedarf in der Langzeitpflege und einen erheblichen voraussichtlichen Versorgungsengpass hin (vgl. Schwinger, Klauber & Tsiasioti, 2020, 19 f.). Aufgrund dieser regelmäßig thematisierten Problematik wurden in der Vergangenheit bereits verschiedene Maßnahmen in die Wege geleitet (vgl. BMFSFJ, 2020). Auch in den Koalitionsvertrag der Ampelregierung von 2021 haben umfassende Zielvorhaben für den Bereich der Pflege Einzug gefunden. Die hier geplanten Maßnahmen sollen der „Dramatik der Situation in der Pflege […] schnell und spürbar" (Koalitionsvertrag, 2021–2025) begegnen und zu einer Verbesserung der Arbeitsbedingungen beitragen. Zur Attraktivitätssteigerung des Pflegeberufes sollen beispielsweise Maßnahmen zur Personalbemessung, die Schließung von Gehaltslücken, Steuerbefreiungen von Zuschüssen, die Einführung von Springerpools und familienfreundlichere Arbeitszeiten eingeführt werden (vgl. Koalitionsvertrag, 2021–2025). Von einer Lösung der Problematik kann jedoch trotz der Vielzahl der bisherigen Reformen noch lange nicht die Rede sein.

Eine dieser Reformen stellt auch die Verabschiedung des Pflegeberufereformgesetzes (PflBRefG) dar, welches am 01. Januar 2020 in Kraft getreten ist. Durch die Zusammenführung der drei Gesundheitsberufe: Gesundheits- und Krankenpflege, Altenpflege und Gesundheits- und Kinderkrankenpflege wird der Pflegeberuf an die veränderten Versorgungsstrukturen sowie pflege- und bezugswissenschaftlichen Erkenntnisse angepasst. Weiter wird hierdurch die Etablierung des Pflegeberufes als eigenständige Profession angestrebt und eine EU-weite Anerkennung des Pflegeberufes geschaffen. Den Auszubildenden wird so die Möglichkeit eingeräumt, zwischen allen Versorgungsbereichen zu wechseln, was den Dynamisierungsprozessen der gegenwärtigen Berufswelt entspricht und die Attraktivität des Pflegeberufes steigern soll (vgl. Bayrisches Staatsministerium für Gesundheit und Pflege, 2021, 14).

Weshalb spielt gerade jetzt die Frage nach einer beruflichen Identitätsentwicklung im Rahmen der neuen Ausbildung eine Rolle? Steht nicht vielmehr die Steigerung der Ausbildungsnachfrage im Fokus? Tatsächlich muss neben der Quantität auch die Qualität der Ausbildung stärkere Beachtung finden. Die Ausbildung stellt in vielen Institutionen die Hauptquelle zur Fachkräftesicherung dar. Doch insbesondere die

Qualität der praktischen Ausbildung in der Pflege leidet massiv unter Personalengpässen. Neben dem Fokus auf eine Fachkräftegewinnung für die Pflegeausbildung muss auch die Sicherung des Verbleibs der gewonnenen Pflegefachkräfte im Sinne einer langfristigen Berufsbindung angestrebt werden (vgl. Mohr, Reiber & Riedlinger, 2019, 169 ff.). Hier nimmt die berufliche Identifikation einen besonderen Stellenwert ein. Untersuchungen im Rahmen des Ausbildungsreportes 2017 deuten darauf hin, dass eine Identifikation mit dem Beruf zu einer stärkeren Berufsbindung führen kann und die Grundlagen hierfür bereits in der Ausbildung angebahnt werden können (vgl. Gerhardt & Kanzog, 2017).

Neben den spezifischen beruflichen Entwicklungen in der Pflege belegen auch weitere Erkenntnisse der Berufsbildungsforschung den Trend zu einer generellen Individualisierung von Berufsbiografien. Der Fokus wandert von der objektiven Seite der Arbeitsaufgaben, Techniken, Arbeitsorganisationen und Qualifikationsanforderungen hin zur subjektiven Seite des Arbeitsprozesses, die sich in der Art und Weise darstellt, wie sich Beschäftigte auf ihre Arbeit beziehen, also wie stark ihre berufliche Identität und ihr berufliches Engagement ausgebildet sind (vgl. Heinemann & Rauner, 2008, 4). In diesem Zusammenhang wird der Begriff der Subjektivierung der Arbeit verwendet, der eine Zunahme der Wechselwirkung zwischen dem Subjekt und dessen Arbeit beschreibt. Genauer ist hiermit gemeint, dass die Arbeit individueller, vom Beschäftigten beeinflusst und gestaltet wird und gleichzeitig dessen Arbeit Einfluss auf sein Privatleben nimmt. Dieser Trend bietet durch den Rückgang eines überindividuellen Berufsprinzips die Möglichkeit einer stärkeren Individualität in der Arbeit, die jedoch gleichzeitig mit einer Verantwortungszunahme und der erhöhten Gefahr des Scheiterns einhergeht. Da in diesem Zusammenhang der Persönlichkeit des Subjekts eine enorme Bedeutung für die Ausübung der beruflichen Arbeit zukommt, wird auch die Relevanz einer starken beruflichen Identitätsausbildung deutlich (vgl. Thole, 2021, 23 ff.).

Hinsichtlich der besonderen Prominenz der Ausbildung als Quelle der Fachkräftesicherung erscheint die Frage nach den Entwicklungen, insbesondere im Hinblick auf die hier anzubahnenden Prozesse der Berufsidentifikation und -bindung, die die Ausbildungsreform mit sich bringt, naheliegend (vgl. Mohr, Riedlinger & Reiber, 2020, 166).

1 Thematische Rahmung und Forschungsinteresse

Das Forschungsinteresse der vorliegenden Arbeit resultiert aus der Auseinandersetzung mit der beruflichen Identität und der Relevanz ihrer Entwicklung bereits im Rahmen beruflicher Bildung. Angesichts der Entwicklungen, welche die Pflegeausbildung derzeit durchläuft, kommt die Frage auf, wie sich die Entwicklung einer Identifikation mit dem Berufsbild der Pflegefachperson im Rahmen dieser neuen Ausbildung darstellt und inwiefern eine Bindung an den Beruf gelingen kann.

Es liegt bereits eine Vielzahl an Forschungsarbeiten vor, welche sich mit dem Feld der beruflichen Identitätsentwicklung im Rahmen von Ausbildungen befassen. Auch im Fachbereich der Pflege wurden bereits Untersuchungen zur Entwicklung beruflicher Identität durchgeführt, welche jedoch noch Fragen offenlassen. Es handelt sich demnach nicht um ein neu entstandenes Interesse, die berufliche Identitätsentwicklung in der Ausbildung zu untersuchen. Gleichzeitig hat dieses Interesse jedoch nicht an Aktualität verloren und bedarf insbesondere unter dem Aspekt der Veränderung von Ausbildungsstrukturen in der Pflege weiterer Untersuchungen. Die Relevanz der Thematik soll in den nachfolgenden Kapiteln weiter ausdifferenziert werden.

Um zunächst eine Konkretisierung des Forschungsbereiches vorzunehmen und eine thematische Rahmung der vorliegenden Arbeit aufzuzeigen, werden nachfolgend das Forschungsziel sowie die Forschungsfrage beschrieben und der Aufbau der vorliegenden Arbeit dargelegt.

1.1 Forschungsziel

Ziel der vorliegenden Forschungsarbeit ist es, die berufliche Identitätsentwicklung im Rahmen der Ausbildung zur Pflegefachperson[1] zu beschreiben und herauszustellen, in welcher Form eine Berufsbindung zustande kommt. Anhand dieser Zielformulierung wird der Themenbereich konkretisiert und die genaue Forschungsrichtung festgelegt.

1.2 Forschungsfragen

Um das Forschungsziel zu erreichen, werden zur weiteren Bearbeitung der Thematik folgende Forschungsfragen formuliert:
1. „Inwiefern findet eine berufliche Identitätsentwicklung in der Ausbildung zur Pflegefachperson statt?"
2. „Inwiefern entwickelt sich eine Berufsbindung in der Ausbildung zur Pflegefachperson?"

1.3 Aufbau der Arbeit

Zur schrittweisen Annäherung an die Thematik, wird im nachfolgenden Kapitel zunächst eine Klärung und Einordnung grundlegender Begrifflichkeiten und ihrer forschungstheoretischen Hintergründe vorgenommen. Das dritte Kapitel stellt die historischen Entwicklungen der pflegeberuflichen Ausbildung in Bezug auf ihre Professionsentwicklung bis zur aktuellen Pflegeberufereform vor. Im vierten Kapitel wird der aktuelle Forschungsstand bezüglich bekannter Einflussgrößen der beruflichen Identitätsentwicklung und deren Einflüsse auf die Berufsbindung dargelegt. Im Anschluss erfolgt eine Darstellung der empirischen Forschung, welche sich der Beantwortung der Forschungsfragen in elf leitfadengestützten Interviews mit Auszubildenden der

---

1 Im Rahmen dieser Arbeit wird der Begriff der „Pflegefachperson" als genderneutrale Bezeichnung für die im PflBG 2017 verwendete Berufsbezeichnung der Pflegefachfrau und des Pflegefachmanns verwendet, die alle Geschlechterrollenidentitäten summiert.

generalistischen Pflegeausbildung nähert. In einem sechsten Kapitel erfolgt die Auswertung der gewonnenen Daten entlang der inhaltlich-strukturierenden sowie der typenbildenden Inhaltsanalyse nach Kuckartz (2016). Die Ergebnisse werden im siebten Kapitel vorgestellt und nachfolgend in den vorhandenen Forschungsstand eingeordnet und interpretiert. Außerdem wird die Arbeit hinsichtlich ihrer Reichweite und Grenzen kritisch diskutiert. In einem Fazit werden schlussfolgernde Erkenntnisse in Bezug auf die Entwicklung einer beruflichen Identität und einer Berufsbindung im Rahmen der Pflegeausbildung identifiziert und abschließend daraus entstehende Handlungsempfehlungen sowie aufgetretene Forschungsdesiderata aufgezeigt.

2 Identität und Beruf

In diesem hinführenden Kapitel werden die theoretischen Hintergründe des zu untersuchenden Themenkomplexes in ihren Einzelelementen betrachtet und so eine Heranführung an das Forschungsfeld vorgenommen. Da vorliegenden Arbeiten, die sich mit der Entwicklung beruflicher Identität beschäftigen, eine starke Heterogenität zugrundeliegender entwicklungspsychologischer Ansätze zu entnehmen ist (vgl. Heinrichs, Wuttke & Kögler, 2022, 6), wird im Rahmen dieser Arbeit eine Auseinandersetzung mit unterschiedlichen Theorien, Modellen und Forschungsergebnissen vorgenommen, die unterschiedliche Perspektiven einbezieht. Unterdessen werden die Themen der Identitätsentwicklung im Rahmen beruflicher Bildung und pflegeberuflicher Ausbildung sowie relevante Veränderungen durch die Reform des Pflegeberufes beleuchtet.

2.1 Identität

Die Identität ist ein komplexes Phänomen, welches auf verschieden Ebenen begriffen und dargestellt werden kann. Eine Vielzahl von Forschungsarbeiten beschäftigt sich mit dem Erfassen und Beschreiben von Identität. Ebenso findet sich eine Masse an Definitionsansätzen, die das Phänomen der Identität in unterschiedlichen Zusammenhängen beschreiben.

Identität entwickelt sich bei jedem Menschen im Laufe seines Lebens auf eine vollkommen individuelle Art und Weise und kann in Form von Verhaltensdispositionen, Denkweisen, Kleidung, Gestik, Mimik und Sprache zum Ausdruck gebracht werden (vgl. Liebsch, 2016, 80 ff.). Die Entwicklungstheorie misst der Identitätsentwicklung in der Phase der Adoleszenz eine zentrale Bedeutung bei. Nach Erik Erikson stellt in deren Verlauf die Entwicklung einer persönlichen Identität die Hauptaufgabe der psychosozialen Entwicklung dar. In dieser Phase, die dem 12.–18. Lebensjahr zugeschrieben wird, liegt die Herausforderung darin, eine eigene integrierte Identität zu entwickeln, die sich von anderen abgrenzt und die Einflüsse und Erwartungen der Gleichaltrigen- bzw. Gleichgesinntengruppen (Peers) mit denen des Elternhauses vereint. Die Entwicklung von Fertigkeiten und persönlichen Beziehungen, die über das Elternhaus hinausgehen, stehen hier im Mittelpunkt. Anderenfalls kommt es zu einer Rollendiffusion, in der sich die Jugendlichen in verschiedenen Situationen unterschiedlich verhalten und jeweils der Situation entsprechend in eine andere Rolle schlüpfen, die den gegebenen Anforderungen entspricht. Dabei entsteht eine Verwirrung darüber, wer man eigentlich ist und es kommt zur Flucht in eine von der Gesellschaft nicht anerkannte Rolle (vgl. Erikson, 1993).

Die Zuordnung von Merkmalen, die zur Identitätsbildung beitragen, nehmen Menschen sowohl selbst vor, sie werden aber auch von außen in Form einer Typisierung angelegt (vgl. Liebsch, 2016, 80 ff.). Hutter (1992) skizziert drei Bedeutungskontexte des Identitätsbegriffs. Zum einen beschreibt er einen von außen zugeschrieben Merkmalszusammenhang, der auch als Rollenzuschreibung, Typisierung oder Fremdbild benannt werden könnte. In diesem Zusammenhang wird von einer sozialen, öffentlichen oder situierten Identität gesprochen, die eine Person von außen identifizierbar macht (vgl. Frey & Haußer, 1987, 3). Als weiteren Bedeutungskontext beschreibt Hutter Identität als Merkmalszusammenhang sozialer Systeme, der sich aus einer nationalen, kulturellen oder ethnischen Zugehörigkeit ergibt. Eine weitere Interpretationsform von Identität, welche auch in dieser Forschungsarbeit im Blickfeld liegen wird, stellt die individuelle, personale oder subjektive Identität dar. Diese Form der Identität besteht in einem selbstreflexiven Prozess eines Individuums, der sich aus der Verarbeitung des Wissens und der Erfahrungen einer Person erschließt (vgl. Hutter, 1992, 60 ff.).

Diese Prozesse enden nicht mit dem Jugendalter, sondern sind dem stetigen Wandel durch gesellschaftliche, kulturelle und individuelle Einflüsse unterworfen. Zusammen mit der Identität entwickelt sich auch ein Habitus, der sich in Form eines handelnden Individuums in sozialen Mustern und Typisierungen repräsentiert und sich mit dem gesellschaftlichen Wandel verändert (vgl. Liebsch, 2016, 80 ff.). Das Identitätsmodell von Marcia (1993) knüpft an der Identitätstheorie von Erikson an und beschreibt ein mehrschichtiges Konzept von Identitätszuständen. Bei der Konstruktion von Identität spielen zwei Kriterien eine entscheidende Rolle, die Exploration oder Krise und das Commitment respektive (resp.) Engagement. Wenn diese Kriterien vorliegen, findet eine Identitätsbildung statt. Bei der Exploration kommt es zum Überdenken, Sortieren und Ausprobieren verschiedener Rollen und Lebenspläne. Insbesondere in der Phase der Spätadoleszenz findet diese Exploration Anwendung. Das Engagement beschreibt den Grad der persönlichen Investition, eine Handlung oder Überzeugung zum Ausdruck zu bringen. Je nach Ausprägung und Vorhandensein der Kriterien Exploration und Engagement können sich Menschen in unterschiedlichen Identitätszuständen bewegen, die aber nicht irreversibel sind. Die vier Stadien sind die übernommene Identität, die diffuse Identität, die kritische Identität und die erarbeitete Identität. Im Stadium der übernommenen Identität werden keine Bestrebungen von Exploration oder Engagement vorgenommen, sondern Werte und Vorstellungen von Bezugspersonen übernommen. In der diffusen Identität werden übernommene Lebensausrichtungen in Frage gestellt. Hier wird ausprobiert, erkundet und verglichen, es bestehen aber noch keine festen Bindungen zu Werten oder Standpunkten. Im kritischen Identitätsstadium werden eigene Werte und Standpunkte erkundet. Die erarbeitete Identität besteht in einer klaren Bindung an die Standpunkte, die durch eine intensive Auseinandersetzung entwickelt wurden. Gleichzeitig besteht hier auch Offenheit für weitere Exploration (vgl. Kroger & Marcia, 2011, 33 ff.).

2.2 Berufliche Identität

Die persönliche Identitätsbildung beeinflusst auch die fachliche Identitätsbildung und somit die Kompetenzentwicklung. So stehen Lernende gleichzeitig vor allgemeinen altersspezifischen Entwicklungsaufgaben sowie vor der Übernahme von Kompetenzerwartungen. In diesem Prozess ist es nicht möglich eine strikte Trennung von Beruflichem und Privatem vorzunehmen, weshalb es unweigerlich zu einer Beeinflussung der Ausbildung und somit der fachlichen Identitätsentwicklung durch die personale und soziale Identitätsentwicklung der Lernenden kommt (vgl. Gruschka, 1983, 143).

Wenn von der Entwicklung beruflicher Identität die Rede ist, stellt sich deren enge Kopplung an die Entwicklung beruflicher Kompetenz dar. Von Rauner (2017) wird diese Entwicklung beruflicher Identität als eine Dimension beruflicher Kompetenzentwicklung beschrieben. Dabei bezieht sich Rauner auf das Konzept von Blankertz (1983), welcher die Identifikation von Auszubildenden mit der Berufsrolle als unumgängliche Voraussetzung für berufliche Kompetenzentwicklung beschreibt (vgl. Blankertz, 1983, 139 f.).

Neben der beruflichen Kompetenzentwicklung tauchen noch weitere Begrifflichkeiten im Zusammenhang mit beruflicher Identitätsentwicklung auf. Hier ist das berufliche Engagement zu nennen, welches von beruflicher Identität oder auch der Bindung an eine Einrichtung (Arbeitgeber) geprägt sein kann und die Basis für Produktivität und Wettbewerbsfähigkeit darstellt. Eine stark ausgeprägte berufliche Identität stellt neben großer Handlungs- und Gestaltungsspielräume eine Voraussetzung für berufliches Engagement und Qualitätsbewusstsein dar (vgl. Rauner, 2017, 683). An dieser Stelle kommt auch die Commitment-Forschung ins Spiel, welche eine Vielzahl an Skalen zur Messung des beruflichen Engagements bereithält und in Verbindung mit der Kompetenzdiagnostik Hinweise über die Zusammenhänge von beruflicher Identität, beruflichem Engagement und beruflicher Kompetenz liefert. Auch wenn diese Variablen zweifelsfrei in einem gegenseitigen Beeinflussungsverhältnis zueinanderstehen, sind sie dennoch getrennt voneinander zu betrachten (vgl. Rauner, 2017, 683 f.).

Neben der Ausprägung dieser Variablen spielt auch die Quelle eine Rolle, aus welcher das berufliche Engagement gespeist wird. Diese kann beispielsweise in der Bindung zur Einrichtung oder dem Betrieb, der Bindung zum Beruf oder auch in der Arbeitsmoral liegen. Hieraus ergibt sich die Unterscheidung der Begriffe „betriebliche Identität", „berufliche Identität" und „Arbeitsmoral" (vgl. Rauner, 2017, 684 ff.).

Insgesamt beziehen sich all diese Teilaspekte auf das individuelle Verhältnis zu beruflicher Arbeit. Also auf die subjektive Seite der Arbeit, die sich von objektiven Arbeitsaufgaben und Qualifikationsanforderungen abgrenzt. In dieser subjektiven Beziehung spiegelt sich insgesamt die Identifikation mit der beruflichen Arbeit wider, ohne die kein berufliches Engagement und dementsprechend auch kein wirtschaftlicher Erfolg denkbar ist (vgl. Rauner, 2017, 687).

2.2.1 Organizational Commitment, Occupational Commitment, Arbeitsmoral

Die Notwendigkeit der Beachtung der Commitmentforschung im Zusammenhang mit der Identitätsentwicklung ergibt sich aus dem Interesse um die Bedingungen der Identitätsentwicklung, welche sich im beruflichen Engagement niederschlagen. Unterscheidungen in der Art des Engagements (Commitment) ermöglichen eine Unterteilung in das betriebliche Engagement (Organizational Commitment), das berufliche Engagement (Occupational Commitment) und die Arbeitsmoral (vgl. Rauner, 2017, 691).

Die betriebliche Identität lässt sich in diesem Kontext dem Organizational Commitment zuordnen, welches auf der emotionalen Bindung der Beschäftigten an das Unternehmen basiert. Ein ausgeprägtes Organizational Commitment zeigt sich in einer starken Repräsentation des Betriebsimages, die auf einer vertrauensbasierten und wechselseitigen Beziehung zwischen Beschäftigten und Unternehmen fußt. Hieraus entsteht die Bereitschaft sich im Unternehmen zu engagieren und mit beruflichen Zielen zu identifizieren, unabhängig vom erlernten Beruf. Diese stabilen Beziehungen zwischen Beschäftigten und ihren Unternehmen lassen jedoch seit den 1970er Jahren stetig nach, wodurch deren Bedeutung für die Identitätsentwicklung abnimmt (vgl. ebd.).

Occupational Commitment hingegen bezieht sich viel mehr auf die Inhalte der Arbeit und ähnelt somit dem Bedeutungsfeld der Berufsethik. Die Leistungsbereitschaft und das Qualitätsverhalten resultieren in einem Engagement für den Beruf. Sie basiert auf der Bindung der Beschäftigten an die Berufsform und das Berufsverständnis, also auf der beruflichen Identität. Anders als beim Organizational Commitment entsteht hier keine gegenseitige Bindung und Betriebstreue zwischen

Unternehmen und Beschäftigten. Die Leistungsbereitschaft entspringt hier rein der intrinsischen Motivation aus dem beruflichen Identitätsverständnis (vgl. ebd., 690 f.). Die vorliegende Forschungsarbeit befasst sich insbesondere mit diesem Teilaspekt der beruflichen Identität.

Im Gegensatz zur Berufsethik stellt die Arbeitsmoral eine auf Leistung bezogene Einstellung zur Arbeit selbst dar. Als Motivationsquelle ist hier das Arbeiten an sich anzusehen, welches unabhängig von den beruflichen Inhalten zur Identitätsentwicklung beiträgt. Die Arbeitsmoral entspringt einer extrinsischen Motivation, die von Leistungsdruck gesteuert ist (vgl. Rauner, 2017, 941). In diesem Zusammenhang wird die berufliche Identität als Konstrukt einer wechselseitigen Beeinflussung von beruflichem und betrieblichem Engagement und Arbeitsmoral verstanden (s. Abbildung (Abb.) 1).

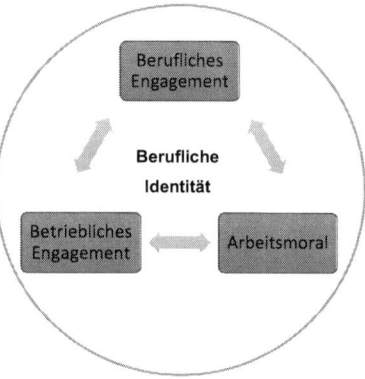

Abbildung 1: Zusammenhang von Identität, Engagement und Arbeitsmoral (eigene Darstellung in Anlehnung an Rauner, 2017, 695)

2.2.2 Messen von beruflicher und betrieblicher Identität

Zur Messung von beruflicher Identität haben Rauner, Haasler, Grollmann und Heinemann (2008) im Rahmen des KOMET-Forschungsprojektes ein berufsübergreifendes Instrument entwickelt, was es ermöglicht die Rolle von beruflichem Engagement, beruflicher Identität und beruflicher Kompetenz zu beschreiben und in Beziehung zu setzen. Die Skalen ermöglichen es, den Einfluss der konkreten Ausgestaltung der Ausbildungspraxis auf die Entwicklung der beruflichen Identität und des beruflichen Engagements zu bestimmen. Die berufsübergreifende Betrachtung von beruflicher Identität und beruflichem Engagement findet auf einer Metaebene statt, weshalb berufsspezifische Aspekte nicht berücksichtigt werden können und das Hineinwachsen in spezielle Berufe anhand dieses Instruments nur ergänzend betrachtet werden kann (vgl. Heinemann & Rauner, 2008, 2 ff.).

Auch bei der Messung des beruflichen Engagements wird zwischen den drei bereits benannten Bezugsfeldern: betriebliches Engagement/ Occupational Commitment, berufliches Engagement/ Organizational Commitment und Arbeitsmoral differenziert. Auch wenn eine differenzierte Erfassung vorgenommen wird, ist von einer gegenseitigen Beeinflussung dieser Bezugsfelder untereinander auszugehen. Durch die seperate Erhebung innerhalb dieser Einteilung kann jedoch herausgestellt werden, aus welchen Quellen das Engagement gespeist wird. Eine Beeinflussung durch weitere Quellen wie beispielsweise Kollegen, Teams oder Tätigkeiten wird hierbei nicht erfasst und müsste separat erfolgen. Im Einzelnen werden also das berufliche Engagement, das betriebliche Engagement und die Arbeitsmoral erhoben. Neben den Wechselwirkungen, die diese untereinander aufweisen, wird auch eine Beeinflussung der Entwicklung von beruflicher Identität vermutet. Die Übernahme einer spezifischen Berufsrolle oder eines berufsspezifischen Habitus lässt sich anhand dieses Instruments nicht messen, da es sich nicht auf einen konkreten Beruf bezieht. Stattdessen werden kognitive und emotionale Dispositionen erhoben, die das Interesse zur Einordnung, Mitgestaltung und Durchführung der Arbeit beschreiben und von denen auf eine Kompetenzentwicklung sowie auf die Übernahme der Berufsrolle geschlossen werden kann (vgl. Heinemann & Rauner, 2008, 11 ff.).

Letztendlich besteht das Instrument aus vier Einzelskalen zur Erfassung der beruflichen Identität (s. Tabelle (Tab.) 1), des berufsbezogenen Engagements (s. Tab. 2), der Arbeitsmoral und des betriebsbezogenen Engagements. In der Arbeitsmoral-Skala wird nach der Motivation, Pünktlichkeit und Verlässlichkeit gefragt. In der Skala zur Messung des betriebsbezogenen Engagements wird nach der Verbundenheit mit dem Betrieb, der Repräsentation des Betriebs nach außen und der Zukunftsperspektive im Betrieb gefragt (vgl. Heinemann & Rauner, 2008, 17 ff.).

Tabelle 1: Items zur Erfassung beruflicher Identität (vgl. Heinemann & Rauner, 2008, 17)

Es interessiert mich, wie meine Arbeit zum beruflichen Gesamtgeschehen beiträgt.
'Beruf' heißt für mich, Qualität abzuliefern.
Ich gehe in meiner Tätigkeit auf.
Ich weiß, was die Arbeiten, die ich ausführe, mit meinem Beruf zu tun haben.
Ich mache mir manchmal Gedanken darüber, wie sich meine Arbeit so verändern lässt, dass sie besser oder hochwertiger auszuführen ist.
Ich möchte über die Inhalte meiner Arbeit mitreden.

Tabelle 2: Items zur Erfassung betriebsbezogenen Engagements (vgl. Heinemann & Rauner, 2008, 20)

Ich erzähle anderen gern, welchen Beruf ich habe/lerne.
Ich 'passe' zu meinem Beruf.
Ich bin an meinem Beruf nicht besonders interessiert. (r)
Ich bin stolz auf meinen Beruf.
Ich möchte auch in Zukunft in meinem Beruf arbeiten.
Der Beruf ist für mich wie ein Stück 'Heimat'.

2.3 Identifikationspotential von Berufen

Auszubildende verschiedener Berufe identifizieren sich unterschiedlich stark mit ihren Berufen. Dies liegt einerseits an verschiedenen Einflussfaktoren, welche die individuelle Identitätsentwicklung der Auszubildenden beeinflussen. Gleichzeitig lässt es sich jedoch auch auf das Potential des Berufes zurückführen, sich mit ihm zu identifizieren. Der Beruf als solcher verfügt also bereits über Merkmale, die mehr oder weniger Potential zur Übereinstimmung mit den Interessen, Fähigkeiten und Neigungen der Berufsangehörigen bieten (vgl. Fischer, 2013, 40). Es hat sich herausgestellt, dass sich das Identifikationspotential von Berufen erst am Ende der Ausbildung ableiten lässt, da sich bis dahin eine relativ stabile Identität entwickelt haben sollte. Aus der

Auswertung der Skalen zur Messung beruflicher Identitätsentwicklung können Rückschlüsse auf das Niveau des Identifikationspotentials des Berufes gezogen werden. Eine Erhebung von Rauner hat ergeben, dass sich die befragten Auszubildenden berufsübergreifend generell eher mäßig mit ihrem spezifischen Beruf identifiziert haben. Auszubildende im Gesundheitswesen lagen hierbei im mittleren Bereich der gemessenen Werte (vgl. Rauner, 2017, 959 ff.).

Als entscheidende Kriterien, die das Identifikationspotential von Berufen maßgeblich mitbestimmen, werden die Stabilität des Berufes, das gesellschaftliche Ansehen des Berufes und die Vielseitigkeit des beruflichen Tätigkeitsfeldes genannt (vgl. Fischer, 2013, 40).

Die Stabilität eines Berufes besteht in ihrer Verankerung im Bewusstsein der Gesellschaft durch die Beständigkeit des Berufes und den kontinuierlichen Erwerbschancen. Wenngleich auch solche stabilen Berufe individuelle oder kulturelle Unterschiede im Tätigkeitsprofil aufweisen, haben die Menschen eine klare Vorstellung von den allgemeinen Arbeitsaufgaben. Dieser Aspekt bedeutet für diese Berufe außerdem eine stärkere Berücksichtigung bei der Berufswahl. Doch auch solche Berufe sind nicht abgeschottet von Dynamiken der Entwicklung bzw. Veränderung, wodurch sich ihr Tätigkeitsprofil und auch ihr Identifikationspotential mit der Zeit verändern kann (vgl. Fischer, 2013, 40 ff.). Hinsichtlich seiner Beständigkeit und der kontinuierlichen Erwerbsmöglichkeit ist der Pflegeberuf unstritig sehr positiv zu bewerten. Der Pflegeberuf im Allgemeinen dürfte über eine tiefe Verankerung im Bewusstsein der Gesellschaft verfügen. Ob die Vorstellungen von beruflichen Inhalten jedoch noch zeitgemäß sind und den realen Anforderungen des Berufes gerecht werden, kann hinterfragt werden. Auch wenn der Pflegeberuf den hier benannten Anforderungen eines stabilen Berufes entspricht, ist die Stabilität in Anbetracht seiner geschichtlichen Entwicklung und Fragmentierung durchaus auch kritisch zu betrachten. Ein Beispiel hierfür stellt die Ausdifferenzierung einzelner Berufsfelder wie der Heilerziehungspflege, Ergotherapie, Physiotherapie oder operationstechnischen Assistenz aus ursprünglichen pflegerischen Handlungsfeldern dar (vgl. Backes, Bechtel, Boos, Brandt, Braun, Dörr, Ertl, Hau, Hielscher, Jocoby, Kessler, Krupp, Lutz, Meyer, Nickl, Ohnesorg, Ott, Ries, Rößler, Schmidt, Thimmel, Ulrich, Webel & Zeiger, 2019, 226 ff.) Ob die Pflegeberufereform die Stabilität des Berufes steigern und dieser Fragmentierung entgegenwirken kann oder eine weitere Destabilisierung in der gesellschaftlichen Wahrnehmung auslöst, lässt sich zum aktuellen Zeitpunkt noch nicht abschätzen.

Das gesellschaftliche Ansehen von Berufen ist hingegen weniger konstant. Es unterliegt starken Schwankungen, die durch aktuelle Ereignisse bedingt sein können. Besonders geprägt wird das Ansehen von der medialen Darstellung, welche die Auswirkungen aktueller Ereignisse weiter verstärken kann (vgl. Fischer, 2013, 42). Für das Ansehen des Pflegeberufes stellt die Corona-Pandemie ein solches Ereignis dar, was sich beispielsweise in der Aktion „Klatschen für die Pflege" sowie der regelmäßigen Berichterstattung aus Gesundheitseinrichtungen präsentiert hat. Neben der Darstellung durch die Medien wird das Ansehen auch von persönlichen Erfahrungen mit der Berufsgruppe oder persönlichen Berichten von Berufsangehörigen geprägt (vgl. Isfort, 2013, 1081). Insgesamt ist die mediale Darstellung des Pflegeberufes stark vom bestehenden Fachkräftemangel und einer zu niedrigen resp. schlechten Entlohnung geprägt. Dadurch rücken wenige positive Berichte über die Arbeitsplatzsicherheit, das Wachstumspotential oder die Zukunftschancen im Beruf in den Hintergrund und unterstützen das schlechte Image des Pflegeberufs in der Öffentlichkeit (vgl. ebd., 1083).

Einen weiteren nicht zu vernachlässigenden Einfluss hat die Berufsbezeichnung auf das Ansehen des Berufes, da mit ihr eine gewisse Vorstellung von dem Beruf assoziiert wird. Diese Vorstellung kommt häufig schon von der semantischen Wortbedeutung her, wie sich am Beispiel der Änderung von der früheren Berufsbezeichnung „Arzthelferin" zur heutigen „Medizinischen Fachangestellten" darstellt. Hierdurch hat sich die Assoziation mit Hilftätigkeiten zur Zuschreibung von Fachwissen gewandelt. Mit Hinblick darauf, dass mit der Ausübung eines Berufes auch ein gewisser gesellschaftlicher Status einhergeht, ist auch das gesellschaftliche Ansehen in Bezug auf das Identifikationspotential von Berufen nicht zu unterschätzen (vgl. Fischer, 2013, 42 f.). Die Pflegeberufereform hat unter anderem auch eine Änderung der Berufsbezeichnung zur einheitlichen Bezeichnung als „Pflegefachfrau/Pflegefachmann" (§ 1 PflBG) mit sich gebracht. Diese Formulierung impliziert zum einen Fachwissen, was der Etablierung der Pflege als Profession gerecht werden soll, zum anderen stellt sie die Pflege ganz allgemein und ohne Eingrenzung der Zielgruppe in den Fokus und betitelt damit die Disziplin Pflege als eine Einheit.

Das dritte Kriterium für das Identifikationspotential von Berufen ist die Vielseitigkeit des beruflichen Tätigkeitsfeldes. Je mehr Möglichkeiten der Beruf an Arbeitsaufgaben, Qualifikationsmöglichkeiten oder Aufstiegschancen bietet, desto mehr Ansatzpunkte bietet er, sich mit ihm zu identifizieren. Dass Berufe vielseitig und abwechslungsreich sein sollten und Möglichkeiten zur Weiterqualifizierung oder Spezialisierung bieten, wird von Berufseinsteigern in Berufswahlverfahren häufig bevorzugt (vgl. Fischer, 2013, 43 f.). Auch auf dieses Kriterium nimmt die Pflegereform Einfluss. Durch die Zusammenführung der drei bislang eigenständigen Ausbildungsberufe erweitern sich die Tätigkeits- und Qualifikationsmöglichkeiten des Pflegeberufes enorm.

Den Gegenpol zur Identität stellt die Entfremdung dar, die sich durch das Fehlen einer Bindung zwischen einer Person und ihrer Arbeit auszeichnet. Berufliche Bedingungen, die im Gegensatz zur Entwicklung einer Identität eher eine Entfremdung begünstigen, sind zum Beispiel ein enges Aufgabenspektrum bei hoher Arbeitsdiversifikation, geringe Autonomie, geringe Anerkennung und eine abstrakte Beziehung zwischen Tätigkeit und Produkt (vgl. Thole, 2021, 112).

2.4 Berufliche Identitätsentwicklung und Berufsbindung

Aus sozialwissenschaftlicher Sicht handelt es sich bei der Entwicklung, Veränderung und Aufrechterhaltung der personalen Identität um eine subjektive Leistung, die zwei grundlegende Funktionen erfüllt. Einerseits soll das Leben als zusammenhängendes Konstrukt aus Erfahrungen der verschiedenen Lebensbereiche verstanden werden (Kohärenz), andererseits soll die Identität es einem Menschen erlauben, sich über eine Zeitachse hinweg als gleiche Person wahrzunehmen (biographische Kontinuität) (vgl. Bruner, 1986, 123). Diese Betrachtungsweise bewegt sich innerhalb der Innenperspektive von Identität, also der subjektiven Verarbeitung von Erfahrungen und Wissen und lässt sich von der personalen ebenso auf die berufliche Identität übertragen. Weitere Funktionen, die sich der beruflichen Identität zuschreiben lassen, sind die Stabilisierung des Selbstwertgefühls und das Erleben von subjektiver Autonomie (vgl. Hutter, 1992, 65). Die Stabilisierung des Selbstwertgefühls findet anhand einer Bewertung der Selbstwahrnehmung durch das Individuum statt und wird auch als affektive Komponente bezeichnet. Hier werden Fragen nach beruflichen Stärken und Schwächen oder beruflichen Zielen individuell und subjektiv bewertet. Das Erleben von subjektiver Autonomie, was auch als konative Komponente bezeichnet wird, beschreibt die Einschätzung der Selbstbestimmung des eigenen beruflichen Handelns. Im Gegensatz zur Handlungskompetenz, die das tatsächliche Handeln betrachtet, wird hier die subjektive Einschätzung im Sinne eines Kontrollbewusstseins betrachtet (vgl. Hutter,1992, 65 f.).

Die Entwicklung beruflicher Identität kann also, neben der Handlungskompetenz selbst, auch die Wahrnehmung und Einschätzung des eigenen beruflichen Handelns verbessern und wird daher auch als subjektiv wahrgenommene berufliche Kompetenz beschrieben (vgl. Heinzer & Reichenbach, 2013, 19).

Auch für die psychische Gesundheit am Arbeitsplatz stellt eine positive berufliche Identitätsentwicklung einen wichtigen Faktor dar. Hier muss jedoch berücksichtigt werden, dass es sich um ein angemessenes Balanceverhältnis zwischen den Werten der Person und ihrer Umwelt handeln muss und nicht in eine ideologieartige Überidentifikation ausufert. Um für das persönliche Wohlbefinden am Arbeitsplatz sorgen zu können, muss ein Ausbalancieren der beruflichen Identität gelingen. Eine stabile berufliche Identität ist gegeben, wenn eine Person ein klares und stabiles Bild ihrer Ziele, Interessen und Fähigkeiten besitzt. Es besteht die Gefahr, dass eine Überidentifikation mit Werten und Zielen der beruflichen Arbeit in eine zu starke Forderung nach Selbstverwirklichung übergeht, die jedoch aus einer normativen Zuschreibung des sozialen Umfelds resultiert. Diese mangelnde Fähigkeit, sich von den normativen Erwartungen des Umfelds zu distanzieren kann eine Überforderung auslösen, die sich nicht selten in einem Burn-Out niederschlägt (vgl. Thole, 2021, 134).

Hinzu kommt der Aspekt, dass der berufliche Lebensbereich einen Einfluss auf das Selbstgefühl und somit auch für die Persönlichkeit und die sozialen Beziehungen hat. An dieser Stelle wird auch die Verbindung zwischen der beruflichen Identität und der beruflichen Laufbahnentscheidung deutlich (vgl. Heinzer & Reichenbach, 2013, 16 f.). Eine starke Identifizierung mit dem Beruf bietet eine Motivationsgrundlage, die sich neben dem Engagement für den Beruf oder den Betrieb auch in einer stärkeren Zufriedenheit mit der Arbeit widerspiegelt. Auch negative Aspekte der Arbeit wie beispielsweise schlechte Bezahlung oder belastende Arbeitszeiten werden eher hingenommen bzw. bedingt akzeptiert (vgl. Rauner, 2017, 950 f.).

Die Ausbildung nimmt neben der Aufgabe der Kompetenzentwicklung auch eine wichtige Rolle in der Berufsbindung ein. Aus diesem Grund kommt der Entwicklung einer Berufsidentität bereits im Rahmen der Berufsausbildung eine wichtige Bedeutung zu. Für die Entwicklung von beruflicher Identität ist die Bewätigung von beruflichen Entwicklungsaufgaben unerlässlich. Diese Entwicklungsaufgaben sind meist geprägt von widersprüchlichen Bedürfnissen beteiligter Akteure und den Anforderungen der Organisation oder des Gesundheitssystems. In einem reflexiven und konstruktiven Umgang mit solchen Situationen kann eine Berufsidentifikation entstehen. Gelingt eine solche reflexive Auseinandersetzung jedoch nicht und erscheint die Situation für Auszubildende unauflöslich, wirkt dies wiederum einer Berufsidentifikation entgegen. Insbesondere dann, wenn eine starke Inkonkruenz der Berufswahlmotive eines Auszubildenden und den realen Arbeitsbedingungen vorliegt, beeinträchtigt dies eine Brufsidentifikation. Abhängig davon, wie solche Erfahrungen erlebt und bei deren Bearbeitung Kompetenzen entwickelt werden, kann bereits innerhalb der Ausbildung ein längerer Verbleib im Beruf angebahnt werden (vgl. Reiber, Küpper & Mohr, 2021, 185 ff.).

Von besonderer Relevanz für dieses Erleben ist der Ausprägungsgrad des im Rahmen der Ausbildung weiter zu entwickelnden Kohärenzgefühls hinsichtlich beruflicher Herausforderungen. Dieses Konzept des Kohärenzgefühls baut auf den Erklärungsansatz des Salutogenese-Modells von Aaron Antonoysky (1997) auf. Danach resultiert ein starkes Kohärenzgefühl daraus, dass Herausforderungen als verstehbar, handhabbar und sinnhaft wahrgenommen und entsprechend bewältigt werden. Untersuchungen haben gezeigt, dass ein positiver Zusammenhang zwischen einem starken arbeitsbezogenem Kohärenzgefühl und der Verweildauer im Beruf besteht (vgl. Küpper, 2020, 101 ff.). Die Überzeugung der eigenen Selbstwirksamkeit spielt bereits im Berufswahlprozess, insbesondere mit Blick auf die Wahl eines Wunschberufes und die daran anknüpfenden Bestrebungen zur Berufsausübung eine wichtige Rolle (vgl. Struck, 2016). Die Entscheidung über die Aufnahme einer Berufsausbildung ist für junge Menschen von elementarer Bedeutung. Bereits im Prozess der Berufswahl nimmt u.a. die Dimension der Identität junger Menschen einen entscheidenden Einfluss auf die beruflichen Übergänge und berufliches Verhalten. Besonders vorgefasste Wertausprägungen spielen hierbei eine Rolle (vgl. Struck, 2017, 61). An dieser Bedeutsamkeit der Wahl eines passenden Berufes lässt sich auch die Wichtigkeit der beruflichen Identitätsentwicklung ableiten.

2.5 Zwischenfazit zur beruflichen Identitätsentwicklung

In Anbetracht der Komplexität des Identitätsbegriffs und der diversen Ausprägungen und Deutungsmöglichkeiten, in welchen sich Identität begreifen lässt, erscheint es zielführend, eine klare Abgrenzung der Betrachtungsweise vorzunehmen, die im Rahmen dieser Forschungsarbeit fokussiert werden soll. Letzten Endes handelt es sich jedoch um ein komplexes Zusammenspiel mehrerer Faktoren, die Identität kennzeichnen, ihre Entwicklung beeinflussen und sich in verschiedensten Facetten darstellen.

In dieser Forschungsarbeit liegt der thematische Schwerpunkt insbesondere auf der Identifikation mit dem Beruf selbst. Die allgemeine Einstellung zur Arbeit und das betriebsbezogene Engagement stehen hierbei weniger im Fokus, werden aber dennoch nicht außer Acht gelassen. Merkmale, die dem berufsspezifischen Identifikationspotential zugeschrieben werden, fließen neben den selbstreflexiven Prozessen des Individuums in die Entwicklung der beruflichen Identität mit ein und sollten entsprechend als einflussnehmende Faktoren berücksichtigt werden (vgl. Fischer, 2013, 40 ff.).

Insbesondere in Anbetracht der zuletzt thematisierten Bedeutung der beruflichen Identitätsentwicklung auf die Verweildauer im Beruf, kommt die enorme Relevanz der Entwicklung einer beruflichen Identität im Rahmen der Pflegeausbildung zur Geltung.

Mit der Neuausrichtung des Curriculums und damit einhergehend der Ausbildungsgestaltung, stehen die Auszubildenden vor neuen Herausforderungen. Diese Hervorhebung soll noch einmal verdeutlichen, weshalb der Frage nach der beruflichen Identitätsentwicklung im Rahmen des neuen Ausbildungsmodells in der Pflege nachgegangen werden sollte. Um dem eingangs angeschnittenen Fachkräftemangel in der Pflege entgegenzuwirken, gilt es, Auszubildende nicht nur für die Pflege zu begeistern, sondern diese auch langfristig an den Beruf zu binden (vgl. Reiber et al., 2021, 192).

3 Pflege als Profession

Die Entwicklung des Pflegeberufs blickt auf eine lange Historie zurück. Eine umfassende Darstellung der geschichtlichen Ereignisse würde den Rahmen dieser Arbeit sprengen, ohne dabei dem Forschungsinteresse der Identitätsentwicklung näher zu rücken. Was aber bei der Betrachtung der Identitätsentwicklung nicht außer Acht gelassen werden darf, sind die Entwicklungsschritte hin zum gegenwärtigen Professionsverständnis, die die Pflege durchlaufen hat. Ein besonderes Augenmerk soll hier auf den jüngsten Entwicklungen des Pflegeberufs liegen, welche für die aktuelle Struktur der Ausbildung von Bedeutung sind.

3.1 Die Pflege auf dem Weg zu einer Profession

Um die Entwicklungen der Pflege hin zu einer eigenständigen Profession nachvollziehen zu können, kann ein Blick in die Vergangenheit der Pflege hilfreich sein. Im Folgenden werden jedoch nur einzelne geschichtliche Grundpfeiler der pflegeberuflichen Entwicklungen benannt.

Die Wurzeln der Pflegeausbildung führen zurück ins 16. Jahrhundert. In dieser Zeit kam es erstmalig zur Gründung von katholischen Pflegeorden, wodurch die Pflege als Aufgabe der Nächstenliebe in Klöstern vollzogen wurde. Durch gesellschaftliche Entwicklungen, Krisen und insbesondere durch die Reformationsbewegung kam es zu einem Mangel an Pflegenden, wodurch das Lohnwartesystem eingeführt wurde. Die Ausübung pflegerischer Tätigkeiten von unqualifizierten und unausgebildeten Wärtern hat zu einer desolaten Situation der Pflege geführt. Die Wärter kamen meist aus den untersten Bevölkerungsschichten, befanden sich selbst in einer schlechten gesundheitlichen Verfassung und wurden nur sehr schlecht für ihre Arbeit bezahlt. Eine erneute Gründung katholischer Pflegeorden durch Johannes von Gott und Vinzenz von Paul hat diese Situation verbessert. In den folgenden Jahrzehnten haben verschiedene Ordensgemeinschaften unterschiedlichste Ansätze der Unterweisung und Schulung von Krankenpflegern vorgenommen (vgl. Fischer, 2013, 44 ff.).

Die erste Krankenwärterschule wurde 1781 von Professor Franz Anton Mai gegründet, im Jahr 1806 jedoch wieder geschlossen. Die erste „Berufsorganisation der Krankenpflegerinnen Deutschlands" wurde 1903 von Agnes Karll gegründet, die damit das Ziel verfolgte, die Krankenpflege zu einem anerkannten und selbständigen Frauenberuf zu machen. Am 01. Juni 1907 trat in Preußen die erste Prüfungsordnung für Krankenpflege in Kraft, die eine einjährige Ausbildung nach einem vorgeschriebenen Lehrplan voraussetzte. Auch wenn Agnes Karll damals bereits eine Verlängerung der Ausbildungsdauer auf drei Jahre forderte, wurde diese erst 1957 umgesetzt. Trotz der Ausbildung war es jedoch immer noch möglich, ohne jede Ausbildung in der Pflege tätig zu sein. 1931 wurde eine eigenständige reichseinheitliche Ausbildung in der Kinderkrankenpflege eingeführt und diese somit zu einer eigenständigen Berufsdisziplin (vgl. ebd.).

Während der Regierungsphase des Nationalsozialismus (vgl. Steppe, 2001) litt auch die Professionalisierung der Pflege. Es wurde eine sogenannte NS-Schwesternschaft gegründet, die auf den ideologischen Inhalten des Nationalsozialistischen Regimes aufbaute und die sich durch bessere Arbeitsbedingungen und einen höheren Lohn von anderen abhob. Mit dem Gesetz zur Ordnung der Krankenpflege wurde die Ausbildung wieder auf eineinhalb Jahre verkürzt und neben pflegerischen Inhalten wurden nationalsozialistische Ideologieinhalte in den Lernstoff aufgenommen. Mit ihrer klaren hierarchischen Unterstellung unter die Weisungsbefugnis des Arztes waren Krankenschwestern beteiligt und mitverantwortlich an der Vergasung und Euthanasie unzähliger Menschen (vgl. ebd.).

In der Nachkriegszeit setzte sich die Fragmentierung der Pflegeausbildung weiter fort. Während in der Deutschen Demokratischen Republik (DDR) die Ausbildung zunächst in einem zweijährigen Lehrprogramm, später in einer dreijährigen Facharbeiterausbildung geregelt war und bereits 1963 eine Akademisierung im Sinne einer Ausbildung von Diplomlehrern für Gesundheitsberufe zustande kam, wurde die Pflegeausbildung in der Bundesrepublik Deutschland (BRD) im bundesdeutschen Pflegegesetz von 1957 geregelt, welches eine dreijährige Ausbildung vorsah. In einer Gesetzesänderung von 1965 wurde die Anzahl der Ausbildungsstunden angehoben und eine Krankenpflegehilfeausbildung eingeführt, wodurch es zu einer Ausdifferenzierung im Tätigkeitsprofil des Pflegeberufes kam. Die Lehrpersonen verfügten bis 1980 über eine einjährige und ab 1981 über eine zweijährige Weiterbildung zur Unterrichtsschwester. Bis zuletzt war eine verpflichtende akademische Qualifikation für Pflegelehrende im Krankenpflegegesetz von 2003, abgesehen von der Schulleitung einer staatlich anerkannten Pflegeschule, nicht verpflichtend vorgeschrieben. Im Krankenpflegegesetz von 2003 wurde mit der geänderten Berufsbezeichnung „Gesundheits- und Krankenpflegerin/ Gesundheits- und Krankenpfleger" ein neuer Schwerpunkt auf den Gesundheitsauftrag des Pflegeberufes gelegt (vgl. Fischer, 2013, 56 ff.).

Wenngleich die Kinderkrankenpflege sich parallel zur Krankenpflege entwickelt hat, wurde sie in den Gesetzen separat aufgeführt und ein differenzierter Unterrichtsteil sowie ein eigener Berufsabschluss beibehalten (vgl. Ammende, 2016, 4). Die Altenpflegeausbildung hat eine deutlich kürzere Geschichte. Begonnen mit hausinternen Betreuungslehrgängen, über eine erste einjährige Ausbildung 1965 in Nordrhein-Westfalen, wurden 17 verschiedene Ausbildungsmodelle in 16 Bundesländern umgesetzt. Im Jahr 2000 erfolgte dann eine Anpassung an das Krankenpflegegesetz durch die Einführung einer bundeseinheitlichen dreijährigen Ausbildung in der Altenpflege (vgl. ebd.).

3.2 Das Pflegeberufereformgesetz

Mit dem am 17. Juli 2017 verabschiedeten Pflegeberufereformgesetz wurde die seit Jahrzehnten thematisierte Reform der Pflegeausbildung in Deutschland umgesetzt und die Ausbildungssystematik dem sich verändernden Pflegebedarf der Gesellschaft angepasst. Beispielsweise die steigende Anzahl an demenziell erkrankten Menschen in Krankenhäusern und die Zunahme an behandlungspflegerischen Tätigkeiten in Langzeitpflegeeinrichtungen machen eine strikte Trennung der Ausbildungen überflüssig. Mit dem unter Artikel 1 des PflBRefG neu verabschiedeten Pflegeberufegesetz (PflBG), welches am 01.01.2020 in Kraft getreten ist, wurde eine Zusammenführung der drei Berufsgruppen Gesundheits- und Krankenpflege, Altenpflege und Gesundheits- und Kinderkrankenpflege zu einem vereinten Beruf mit der Berufsbezeichnung „Pflegefachfrau/Pflegefachmann" umgesetzt. Neben der Vereinheitlichung der bislang in zwei Berufegesetzen geregelten Ausbildungen, trifft das Pflegeberufegesetz zudem eine bundeseinheitliche Regelung über die primärqualifizierende hochschulische Pflegeausbildung, die bis dahin nur in Modellversuchen Anwendung gefunden hat (vgl. PflBRefG, 2017).

Die Ausbildungsdauer liegt bei drei Jahren, wobei bereits vor Antritt der Ausbildung der Vertiefungsschwerpunkt im dritten Ausbildungsjahr festgelegt werden muss. Dieser kann in der allgemeinen stationären, ambulanten oder psychiatrischen Pflege liegen und den bis dahin generalistisch absolvierten Ausbildungsgang fortsetzen (§ 7 PflBG), im Bereich der pädiatrischen Versorgung (§ 59 Abs. 2 PflBG) oder im Bereich der allgemeinen stationären oder ambulanten Langzeitpflege (§ 59 Abs. 3 PflBG) liegen. Nach Absolvieren des gesamten generalistischen Weges der Ausbildung, wird mit erfolgreichem Abschluss der Ausbildung der Berufsabschluss der Pflegefachfrau oder des Pflegefachmanns erreicht, welcher unabhängig vom gewählten Vertiefungseinsatz in allen Pflegebereichen Gültigkeit hat. Bei einer Vertiefung im Bereich der pädiatrischen oder der Langzeitversorgung besteht jedoch auch noch die Möglichkeit, im dritten Ausbildungsjahr eine Spezialisierung im jeweiligen Bereich einzuschlagen und dann mit einem Berufsabschluss in der Gesundheits- und Kinderkrankenpflege oder Altenpflege abzuschließen (vgl. Backes et al., 2019, 231 ff.).

An dieser Stelle lässt sich noch einmal ein Rückbezug auf das bereits beschriebene Identifikationspotential von Berufen herstellen. Die Ausweitung des mit der Zusammenführung einhergehenden Tätigkeitsspektrums steigert die Vielseitigkeit des Berufes und damit einhergehend die gebotenen Identifikationsmöglichkeiten.

Weitere Aspekte der Gesetzesänderung, die zu einer Professionalisierung beitragen sind die Anforderungen an Pflegelehrende nach § 9 PflBG. Für die Durchführung des theoretischen Unterrichts werden Pflegelehrende mit abgeschlossener Hochschulausbildung auf Master- oder äquivalentem Niveau gefordert. Auch praktische Unterrichte erfordern einen abgeschlossenen Hochschulabschluss. Die Gestaltung der Ausbildung an drei Lernorten: der Schule, als Ort der theoretischen Ausbildung, dem Betrieb, als Ort der praktischen Ausbildung sowie dem dritten Lernort für die Durchführung des praktischen Unterrichts, stellen hohe Anforderungen an Lehrende und Praxisanleitende dar (vgl. Bensch, 2020, 17 ff.). Zudem wird ein Verhältnis von Pflegelehrenden mit entsprechender fachlich und pädagogischer Qualifikation zu Auszubildenden von 1:20 gefordert. Auch die Anforderungen an die praktische Ausbildung nach § 18 PflBG wurden auf einen Anteil von 10% der praktischen Ausbildungszeit angehoben. Praxisanleitende müssen zu einer 300 Stunden umfassenden pädagogischen Zusatzqualifikation, jährliche berufspädagogische Fortbildungen in einem Umfang von 24 Stunden absolvieren (vgl. ebd., PflBG, 2017).

Eine allgemeine Problematik stellt derzeit die Umsetzbarkeit dieser und weiterer neuer Regelungen durch Personalengpässe, unzureichende Qualifikationen und mangelnde Kapazitäten, insbesondere in pädiatrischen Fachgebieten, dar. Hierdurch wird noch einmal deutlich, dass die Weiterentwicklung und damit auch die Professionalisierung der Pflege ebenso unter den Personalengpässen leidet und von mangelnden zeitlichen und personellen Ressourcen ausgebremst wird (vgl. Mohr, et al., 2019, 172 f.).

Ein großer Schritt in Richtung Professionalisierung wurde durch die Einführung der Vorbehaltsaufgaben (§ 4 PflBG) gemacht. Die hier definierten Tätigkeiten der „Erhebung und Feststellung des individuellen Pflegebedarfs", „Organisation, Gestaltung und Steuerung des Pflegeprozesses" und der „Analyse, Evaluation, Sicherung und Entwicklung der Qualität der Pflege" sind explizit Pflegefachmännern und Pflegefachfrauen vorbehalten und dürfen somit von keiner anderen Berufsgruppe und auch nicht von Pflegehelfer:innen oder Pflegeassistent:innen durchgeführt werden (vgl. Backes et al., 2019, 231 ff.).

Diese Vorbehaltsaufgaben stellen für Pflegefachpersonen ein Alleinstellungsmerkmal dar und grenzen ihre Aufgaben somit klar von anderen Berufsgruppen ab. Für die Identifikation über diese Vorbehaltsaufgaben sowie mit dem generalistischen Berufsverständnis insgesamt, fehlt es aufgrund der Kürze der Gesetzesgültigkeit jedoch noch an Vorbildern. Kritik, die an der Gesetzesänderung geübt wird, basiert beispielsweise auf dem Ausreichen einer 10-jährigen Schulbildung als Zugangsvoraussetzung, welche zu Attraktivitätseinbußen für Personen mit höherem Bildungsabschluss führt. Somit entspricht diese nicht dem internationalen Stand, der in der Regel bei 12 Schuljahren liegt (vgl. Backes et al., 2019, 231 ff.). Ebenso kritisiert wird der Sonderweg des Berufsabschlusses in der Altenpflege. In Anlage 4 der Ausbildungs- und Prüfungsverordnung (PflAPrV) wird das Niveau für die Abschlussprüfung in der Altenpflege niedriger angesetzt als in den anderen Ausbildungszweigen, wodurch hier einerseits der generalistische Grundgedanke konterkariert wird und andererseits die Qualität der Ausbildung zugunsten der Quantität weichen muss.

3.3 Zwischenfazit zur Professionsentwicklung in der Pflege

Wenngleich die ersten gelungenen Bestrebungen, die Pflege als eigenständigen Beruf mit entsprechendem Selbstverständnis zu etablieren, im Jahr 1903 von Agnes Karll eingeleitet wurden, so ist der weitere Entwicklungsverlauf der Professionalisierung in der Pflege von vielen zum Teil gravierenden Veränderungen gekennzeichnet. Bis zuletzt lassen sich die Strukturen und Regelungen in der Pflegebildung als stark zerrüttetes Bild beschreiben (vgl. Fischer, 2013, 44 ff.).

Die bereits seit einigen Jahrzehnten existierenden Bestrebungen, die Krankenpflege zu akademisieren, weisen eine ähnliche Gestalt vor. Und auch die in den 1990er Jahren entstandenen Studiengänge im Bereich der Pflege, sind durch uneinheitliche Strukturen gekennzeichnet (vgl. Schädle-Deininger, 2015, 192 ff.). Selbst mit dem Pflegeberufegesetz von 2017 werden weiterhin widersprüchliche Signale gesendet. Einerseits wird das grundständige Pflegestudium geregelt und somit der Hochschulzugang für die pflegerische Bildung gefördert, andererseits wurde der Zugang zur Ausbildung nicht an eine 12-jährige Schulbildung geknüpft und auch weiterhin Schulabgängern mit mittlerem Bildungsabschluss der Zugang zur Ausbildung ermöglicht wird (vgl. ebd.).

3.3 Zwischenfazit zur Professionsentwicklung in der Pflege

Auch der im Rahmen der Gesetzesreform beschriebene Sonderweg des Bildungsabschlusses der Altenpflege nach Anlage 4 der PflAPrV von 2018 steht der einheitlichen professionellen Entwicklung in der Pflege erneut entgegen.

Die Notwendigkeit der Thematisierung der Professionalisierungsentwicklungen in der Pflege ergibt sich insbesondere aus dem bestehenden theoretischen Zusammenhang zwischen Profession und Identität. Der Beruf (bzw. dessen spezifische Weiterentwicklung zur Profession) stellt für ein Individuum die Basis einer sozialen Identität dar. Die mit einer Profession verbundenen Stereotype dienen als Vermittlungsglieder zwischen Individuum und Gesellschaft (vgl. Gerlach, 2013, 112 f.). Die spezifischen Veränderungen im Rahmen der Reform des Pflegeberufegesetzes, wie beispielsweise die Festschreibung von Vorbehaltsaufgaben, welche eine Professionalisierung begünstigen, bieten wiederum weiteres Potential zur Identifikation mit dem Beruf (vgl. Schädle-Deininger, 2015, 192).

Um herauszufinden, welche weiteren Aspekte einen Einfluss auf die berufliche Identitätsentwicklung nehmen, werden im nachfolgenden Kapitel bereits vorliegende Forschungserkenntnisse auf diesem Gebiet skizziert und daraus eine Auswahl an Einflussgrößen herausgearbeitet, welche im empirischen Teil dieses Forschungsprojekts näher untersucht werden sollen.

4 Forschungsstand

Wie die Auseinandersetzung mit dem theoretischen Hintergrund des Forschungsgegenstandes bereits aufgezeigt hat, stellen die Berufsausbildung sowie die Ausübung eines Berufes Einflussgrößen in der Entwicklung einer beruflichen Identität dar. Diese Identifikation mit dem Beruf kann auf verschiedenen Ebenen stattfinden und sich auf unterschiedlichste Art und Weise darstellen. Hier spielt sowohl der Beruf an sich eine Rolle als auch persönliche Eigenschaften und die individuelle Bewertung von Erfahrungen. Bekannt ist außerdem ein Zusammenhang zwischen der Entwicklung einer beruflichen Identität und der Bindung an den Beruf (vgl. Fischer, 2013; Hutter, 1992; Rauner, 2017; Reiber et al., 2021).

Zur weiteren Analyse und Annäherung an das Erkenntnisinteresse sowie an die formulierten Forschungsfragen sollen im folgenden Kapitel empirische Erkenntnisse zur beruflichen Identitätsentwicklung und der Berufsbindung im Rahmen der Pflegeausbildung dargestellt werden.

Die Literaturrecherche erstreckt sich über den Zeitraum von Januar 2022 – Mai 2022 und bezieht sowohl bereits im Hintergrund bezogene Basiswerke sowie aktuelle Erkenntnisse zum Themenkomplex mit ein. Beim Vorgehen der Recherche wurden die Datenbank EBSCOhost nach deutsch und englischsprachigen Publikationen durchsucht. Zudem wurden rückwärtsgerichtete Suchen in vorliegender Literatur betrieben sowie in Bibliotheksdatenbanken und Fachzeitschriften per Handsuche durchgeführt. Aufgrund der kurzen Gültigkeit des neuen Ausbildungsmodells liegen gegenwärtig noch keine umfassenden Erhebungen vor, die sich mit dieser speziellen Thematik in der generalistischen Pflegeausbildung beschäftigen. Daher werden sowohl Erkenntnisse aus früheren Erhebungen zur Pflegeausbildung gemäß den vorherigen gesetzlichen Bestimmungen einbezogen als auch aus internationalen Erhebungen, welche sich zumindest in Teilen auf die deutsche Ausbildung übertragen lassen. Ziel dieser Recherche ist es, einen Pool an bekannten Einflussfaktoren zu identifizieren, welche als potenzielle Einflussfaktoren auf die Identitätsentwicklung und Hinweise auf die Berufsbindung innerhalb der generalistischen Pflegeausbildung herangezogen werden können.

4.1 Einflussfaktoren auf die berufliche Identitätsentwicklung

Eine Studie von Mühlhausen und Wülk (2014) untersucht die berufliche Identitätsentwicklung von vier Auszubildenden der Gesundheits- und Krankenpflege von Beginn der Ausbildung bis fünf Jahre nach Erlangen des pflegerischen Examens. Die Erkenntnisse dieser Studie weisen auf eine stufenförmig verlaufende berufliche Identitätsentwicklung der untersuchten Personen hin. Als Einflussfaktoren werden die vorherrschenden Arbeitsbedingungen und persönliche bzw. private Gegebenheiten angeführt, welche sich in wechselnden Lebensphasen signifikant verändern und hierdurch zu der phasenweisen Identitätsentwicklung beitragen. Als Arbeitsbedingungsfaktoren werden beispielsweise der Zeit- und Personalmangel und das hohe Arbeitsaufkommen durch kurze Verweildauern der Patienten benannt (vgl. Mühlhausen & Wülk, 2014, 201 f.).

Der Einflussfaktor des Fachkräftemangels wird von Mohr, Reiber und Riedlinger (2019) bestätigt. Hier wird insbesondere die dadurch reduzierte Ausbildungsqualität als Ursache für eine schwächere Identifikation mit dem Beruf beschrieben. Unter dem Personalmangel leidet einerseits die Gestaltung der praktischen Ausbildung, andererseits aber auch die Versorgungsqualität der Patienten und Bewohner, welche den Erwartungen und Idealen der Auszubildenden widerspricht (vgl. Mohr et al., 2019, 169 ff.).

Diese Aspekte werden in einer Untersuchung deutscher und australischer Identitätsentwicklungsstrukturen in der Pflegeausbildung als strukturelle Elemente bezeichnet. In der Gegenüberstellung der beiden Länder zeigt sich dieser Einflussfaktor als besonders relevant. Während australische Pflegestudierende die Gewährleistung der Patientensicherheit und die Orientierung an Patientenbedürfnissen als elementaren Bestandteil ihrer pflegerischen Identität beschreiben, die von den Rahmenbedingungen wie der nurse-to-patient-ratio ermöglicht werden muss, bemängeln die deutschen Auszubildenden, fehlende Umsetzungsmöglichkeiten in Form sogenannter Spielräume, diesen Ansprüchen gerecht zu werden, was ihnen die Identifikation mit diesen Werten erschwert (vgl. Flaiz, 2019, 252 f.).

Ein weiteres strukturelles Element welches sich auf deutscher Seite als einflussnehmend auf die berufliche Identitätsentwicklung herauskristallisiert, sind die stark medizinzentrierten Strukturen und das vorhandene Machtgefälle zwischen Medizin und Pflege. Hierdurch entsteht eine berufliche Identität, die von Fremdbestimmung geprägt ist (vgl. ebd., 250 ff.).

Maginnis (2018) beschreibt weitere strukturelle Bedingungen der Ausbildung, die sich auf die Entwicklung der beruflichen Identität auswirken können. Sie benennt die klinischen Praktika, die in Australien im Rahmen des Pflegestudiums absolviert werden, als Möglichkeiten für authentisches Lernen. Unter dem Begriff des authentischen Lernens, werden Lernmöglichkeiten vereint, in denen sich Studierende aktiv einbringen und ihr Lernen reflektieren. Hierfür bieten sich insbesondere Praxiserfahrungen an, aber auch Simulationslernerfahrungen am dritten Lernort bieten Potential für authentisches Lernen. Dieser Einflussfaktor lässt sich ebenso wie die zuvor benannten Faktoren einer qualitativ hochwertigen Ausbildung zuordnen (vgl. Maginnis, 2018, 93 f.).

Auch die Vielfalt der Arbeitsaufgaben und die Einbindung der Aufgaben in die betrieblichen Arbeitszusammenhänge lassen sich an dieser Stelle aufzeigen. Die benannten Aspekte fördern die Attraktivität der Ausbildung und bieten Identifikationsmöglichkeiten. Zudem ist es förderlich, wenn die Arbeitsaufgaben tendenziell eher etwas über- als unterfordernd angelegt sind und die Auszubildenden vor berufsfachliche Herausforderungen stellen, deren Bewältigung für sie aber noch im Rahmen des Möglichen liegt (vgl. Heinemann, Maurer & Rauner, 2009, 52 ff.).

Als weiterer Einflussfaktor wird das Gefühl der Zugehörigkeit zum Pflegeberuf benannt, welches sich in einer positiv erlebten Lernumgebung entwickeln kann und vom kollegialen Umgang untereinander und der Arbeitsatmosphäre abhängig ist. Positive Erfahrungen stärken das Gefühl der Zugehörigkeit und erhöhen die Motivation in der Ausbildung. Mittels beruflicher Sozialisationsprozesse verstärkt sich wiederum die Identitätsentwicklung im Beruf (vgl. Rogers, 2018, 93).

Der Einfluss des Arbeitsklimas wird auch in der Bremerhavener-Studie von Heinemann et al. (2009) bestätigt. Auch hier wird insbesondere auf die Unterstützung und die wertschätzende Behandlung der Auszubildenden als neue Mitarbeiter:innen hingewiesen, die sich positiv auf deren berufliche Identitätsentwicklung auswirken (vgl. Heinemann et al., 49 f.). In der Interaktion und Zusammenarbeit mit anderen Personen innerhalb einer Praxisgemeinschaft, werden Veränderungs- und Entwicklungsprozesse der beruflichen Identität der Auszubildenden angestoßen (vgl. Fischer, 2013, 112). In diesem Zusammenhang wird auch die Bedeutung von Ausbildern und Betreuern in Form einer berufsfachlichen Vorbildfunktion deutlich, die zur Entwicklung einer beruflichen Identität bei den Studierenden bzw. Auszubildenden beitragen (vgl. Maginnis, 2018, 94).

Schaffert et al. (2014) beschreiben eine starke Identifikation von Auszubildenden Pflegefachfrauen und -männern in der Schweiz. Auch diese beschreiben die besondere Bedeutung von Bezugspersonen und Teamkolleg:innen als Vorbilder der Berufsrolle (vgl. Schaffert, Robin, Guinchard, Knüppel Lauener & Mahrer Imhof, 2014, 33). Der Faktor der Nachahmung von Vorbildern wird auch in der Studie von Flaiz (2019) bestätigt. In den hier untersuchten Unterschieden der professionellen Identitätsentwicklung zwischen der deutschen und der australischen Pflegeausbildung zeigen sich zwar landesspezifische Unterschiede in der Prägung durch die unterschiedlichen Kontexte der Qualifizierungsstrukturen, jedoch werden Vorbilder in allen Interviews beider Länder als einflussnehmende Elemente der beruflichen Identitätsentwicklung benannt (vgl. Flaiz, 2019, 252 f.).

Neben den vorrangig betrachteten Einflussfaktoren im Rahmen der Ausbildung lassen sich bereits vor Ausbildungsbeginn Einflussfaktoren identifizieren, die sich auf die berufliche Identitätsentwicklung auswirken.

Maginnis benennt ebenso wie Mühlhausen und Wülk persönliche Eigenschaften der Auszubildenden als Faktoren, die die berufliche Identitätsentwicklung beeinflussen. Hier benennt sie die persönliche und soziale Identität einer Person, die mit bereits verankerten Werten und Überzeugungen einhergeht und die Berufswahl der Person stark beeinflusst. Die berufliche Sozialisation, welche als weiterer Einflussfaktor angesehen werden kann, stellt einen dynamischen, interaktiven Prozess im Rahmen der Ausbildung dar, bei dem die Werte, das Wissen und die Überzeugungen des Berufes verinnerlicht werden. Diese Übernahme von beruflichen Werten hängt jedoch auch stark von vorgefassten Meinungen der Person ab (vgl. Maginnis, 2018, 91 f.).

Dass es sich auch bei der Berufsfindung um eine Entwicklungsaufgabe handelt, die bereits von der Sozialisation der Person durch ihre soziale Herkunft, ihre Familie und Peergroup abhängt, legt den Verdacht nahe, dass bereits vor Ausbildungsantritt eine gewisse berufliche Identität vorhanden ist (vgl. Fischer, 2013, 111 f.). Die Meinungen nahestehender Personen aus dem Freundes- oder Familienkreis können die Meinungsbildung und somit die Berufswahl bewusst oder unbewusst beeinflussen. Untersuchungen zeigen, dass Auszubildende, deren Familienangehörige selbst in der Pflege tätig sind, eine stärkere berufliche Identität entwickeln. Das wird darauf zurückgeführt, dass sie aufgrund familiärer Erfahrungen hinsichtlich einer Tätigkeit in der Pflege über ein realistisches Berufsbild verfügen und den Berufswunsch bereits früh entwickeln. Die Übereinstimmung von Idealen und Realität als Einflussfaktor auf eine gelingende berufliche Sozialisation wird von Maginnis (2018) bestätigt (vgl. u.a. Fischer, 2013, 146).

An dieser Stelle muss auch der Einfluss der Berufswahl selbst noch einmal thematisiert werden. Heinemann et al. (2009) haben in ihrer Bremerhavener-Studie zur Einstellung Auszubildender zu ihrem Beruf herausgefunden, dass die Ausbildung im Wunschberuf einen starken positiven Einfluss auf die Entwicklung der beruflichen Identität hat (vgl. Heinemann et al., 2009, 48). Bezogen auf die Pflegeausbildung zeigt sich andersherum eine negative Auswirkung auf die berufliche Identitätsentwicklung und auf den Berufsverbleib, wenn der eigentliche Berufswunsch nicht in der Pflege, sondern in der Medizin oder in einem vollkommen anderen Bereich liegt. Neben dem Berufswunsch wirkt sich auch ein eher medizinisch orientiertes Berufsverständnis negativ auf die Identitätsentwicklung aus (vgl. Fischer, 2013, 271).

Während sich die meisten Studien auf Einflussfaktoren im Bereich der praktischen Ausbildung beziehen, beschreibt Fischer (2013) auch Faktoren, die dem Lernort Schule zuzuschreiben sind, auch wenn dieser insgesamt einen geringeren Anteil an der beruflichen Identitätsentwicklung einnimmt. Als Einflussfaktoren benennt sie hier die intrinsische Lernmotivation, gute Lernleistungen die zu höheren Berufschancen führen und die Zufriedenheit mit Lehrpersonen (vgl. Fischer, 2013, 272). Als wichtigsten Einflussfaktor stellt sie aber die gelingende Lernortkooperation zwischen den Lernorten Schule und Praxis mit einer guten Kooperation zwischen jeweils zuständigen Personen und der Anpassung der Ausbildungsinhalte heraus (vgl. Fischer, 2013, 272).

Um einen Überblick über diese Vielzahl an möglichen Einflussfaktoren zu erhalten, lassen sich die in der Literatur vorzufindenden Faktoren grob in drei Kategorien unterteilen. Zum einen handelt es sich um strukturelle Elemente der Ausbildungsorganisation sowie der vorherrschenden Bedingungen der Arbeitspraxis. Anderseits lassen sich persönliche Faktoren herausstellen, die die Auszubildenden bereits in die Ausbildung mitbringen. Als dritte Kategorie lassen sich Erfahrungen und äußere Einflüsse identifizieren, mit denen sie während der Ausbildung konfrontiert werden. Die folgende Abbildung soll diese aus der Literatur herauskristallisierten Einflussfaktoren auf die berufliche Identitätsentwicklung in der Pflegeausbildung übersichtlich darstellen.

Strukturelle Elemente	Persönliche Faktoren	Erfahrungen und äußere Einflüsse
• vorherrschende Arbeitsbedingungen • Zeit- und Personalmangel • Ausbildungsqualität • Lernmöglichkeiten in klinischen Praktika • Attraktivität der Ausbildung • Vielfalt der Arbeitsaufgaben • Einbindung der Aufgaben in die betrieblichen Arbeitszusammenhänge • Lernortkooperation	• persönliche und soziale Identität • Werte und Überzeugungen • persönliche bzw. private Gegebenheiten • Übereinstimmung von Idealen und Realität • Wunschberuf • intrinsische Lernmotivation • Lernleistung und damit verbundene Berufschancen • Beeinflussung durch Bezugspersonen	• Gefühl der Zugehörigkeit zum Pflegeberuf • authentisches Lernen • berufliche Herausforderungen • erlebte Lernumgebung • kollegialer Umgang und Unterstützung • Arbeitsatmosphäre • Vorbilder • Interaktion und Zusammenarbeit • Zufriedenheit mit Lehrpersonen

Abbildung 2: Einflussfaktoren auf die berufliche Identitätsentwicklung (eigene Darstellung)

4.2 Die Berufsbindung in der Ausbildung

Die vermutlich wichtigste Strategie dem Fachkräftemangel in der Pflege zu begegnen, besteht in der Akquise von Auszubildenden. Diese erscheint jedoch nur dann effektiv, wenn es nicht bei der Ausbildung bleibt, sondern aus den Auszubildenden Pflegefachkräfte werden, die eine dauerhafte berufliche Zukunftsperspektive in der Pflege verfolgen. Inwiefern sich diese Berufsbindung entwickelt, kann unter anderem davon abhängig sein, wie Ausbildungserfahrungen erlebt und Kompetenzen erworben werden. Demnach kann bereits im Rahmen der Ausbildung ein Verbleib im Beruf angebahnt werden (vgl. Reiber et al., 2021, 185 ff.). Der Zusammenhang von positiven Ausbildungserfahrungen und Lerngelegenheiten sowie der Entwicklung einer beruflichen Identität wurde im vorangegangenen Abschnitt aufgezeigt.

Welche Erkenntnisse nun zu der Berufsbindung im Rahmen der Ausbildung existieren, soll im folgenden Abschnitt vorgestellt werden. Einen wesentlichen Faktor stellt hier die allgemeine Problematik des Fachkräftemangels in der Pflege dar. Ebenso wie die Berufsidentifikation, leidet auch die Berufsbindung unter dem Personalmangel, der sich in einem Mangel an ausreichenden und umfassenden praktischen Ausbildungssituationen widerspiegelt. Einerseits leidet die Qualität der Ausbildung, da komplexe Pflegehandlungen häufig durch weniger komplexe, einfachere Handlungen ersetzt werden, wodurch der vermittelte Status Quo der Pflege und das Potenzial für eine berufliche Identitätsentwicklung leidet. Andererseits werden Auszubildende häufig bereits in die Rolle einer Verantwortung übernehmenden Fachkraft gedrängt und somit mit einer teils überfordernden und abschreckenden Situation konfrontiert. Durch die mangelnde Kompetenzentwicklung in der Ausbildung entsteht ein circulus vitiosus, der sich insgesamt negativ auf die Professionalisierungsbemühungen der Pflege auswirkt und somit auch unweigerlich Konsequenzen für die Berufszufriedenheit und die Berufsbindung hat (vgl. Mohr et al., 2019, 171 ff.).

Bereits bekannt ist, dass auf einer starken Identifikation mit dem Beruf eine mittelfristige bis dauerhafte Bindung an den Beruf schon in der Ausbildung angebahnt werden kann (vgl. Gerhardt & Kanzog, 2017). Gelingen kann diese jedoch nur, wenn im Rahmen der Ausbildung die intrinsischen Berufswahlmotive erfüllt werden. Ein zu starkes Abweichen der erlebten Berufsrealität hingegen führt häufig bereits in der Ausbildung dazu, sich dauerhaft gegen den Beruf zu entscheiden. Durch die Konfrontation mit den unauflöslichen Widersprüchen des normativen pflegerischen Anspruchs und der ökonomischen Zwänge des Arbeitsalltags, kommt es häufig zu einer „moralischen Desensibilisierung", in deren Verlauf bereits während der Ausbildung erlernt wird, seine eigenen Ansprüche zu umgehen (vgl. Kersting, 2016, 2). Der Anspruch nach einer sinnstiftenden und anspruchsvollen Tätigkeit, die auf den zu pflegenden Menschen ausgerichtet ist, taucht immer wieder als zentrales Berufswahlmotiv auf. Auszubildende sind stark sozial motiviert. Die Arbeit am Menschen, die Möglichkeit zur Hilfeleistung aber auch das Interesse an medizinischen Fragestellungen stellt Buxel als Hauptkriterien für die Berufswahl heraus (vgl. Buxel, 2011, 23). Im

Forschungsbericht des SINUS-Instituts zur Attraktivität der Berufsbereiche Kindertagesbetreuung & Pflege werden als wichtigste Berufswahlkriterien bei der Zielgruppe Pflegeauszubildender „Gutes-Tun" und „Etwas bewirken wollen", aber auch die Weiterbildungsmöglichkeiten im Beruf benannt (vgl. SINUS Markt- und Sozialforschung, 2020, 24). Eine weitere Erkenntnis der Befragung von Buxel hat gezeigt, dass unter 30 % der Befragten aktiv über einen Berufs- oder Arbeitgeberwechsel nachdenken und 70 % der Befragten zufrieden mit ihrer Berufsentscheidung sind. Gleichzeitig würde jedoch nur ein Drittel der Befragten den Beruf weiterempfehlen (vgl. Buxel, 2011, 5).

Die im vorherigen Abschnitt bereits benannte Studie von Mühlhausen & Wülk (2014) beschreibt, dass die beruflichen Pläne von Auszubildenden der Gesundheits- und Krankenpflege eher in medizinisch dominierten Fachbereichen wie Intensivstationen oder Notfallambulanzen liegen anstatt in originär pflegerischen Tätigkeitsfeldern wie der inneren Medizin oder der ambulanten Pflege. Als Erklärung dafür wird eine positivere Identifikation mit diesen Bereichen beschrieben, da hiermit oft ein höheres Maß an sozialer Anerkennung und Teamintegration einhergeht und ein größerer Statuszuwachs erlebt wird (vgl. Mühlhausen & Wülk, 2014, 201 f.).

Schaffert et al. (2014) untersuchen die Berufskarrieren und Berufsrollen im Rahmen der Ausbildung zu Pflegefachfrauen und Pflegefachmännern in der Schweiz, indem Auszubildende kurz vor Ende ihrer Ausbildung und ein Jahr nach dem Berufsabschluss befragt werden. Die Ergebnisse dieser Studie zeigen, dass der größte Teil (82 %) der Auszubildenden nach dem Abschluss weiter in der Pflege arbeiten möchte und auch von denjenigen, die zunächst andere Pläne anstreben, ein Großteil wieder zurück in die Pflege kommen möchte. Außerdem strebt die Mehrheit eine Weiterbildung in der Pflege an. Als Bedingungen, die erfüllt sein müssen, um auch nach zehn Jahren noch in der Pflege tätig zu sein, benennen die Auszubildenden eine angemessene Lohnsteigerung, Personalaufstockungen, ein gutes Arbeitsklima und eine bessere Auf- und Einteilung von Arbeitszeiten (vgl. Schaffert et al., 2014, 32 f.).

Mühlhausen und Wülk (2014) beschreiben weiter, dass die tatsächlichen Tätigkeitsfelder nach Abschluss der Ausbildung häufig doch nicht mit den zuvor angestrebten Plänen übereinstimmen, sondern stärker von persönlichen Gegebenheiten und Gelegenheiten bestimmt werden. Bei der Wahl der Arbeitsbereiche nach Erlangen des Berufsabschlusses werden meistens bekannte Bereiche bevorzugt und spontane Angebote angenommen.

Die Studie zeigt, dass die Auszubildenden nach einer ausgeglichenen Balance von inneren und äußeren Ansprüchen nach Authentizität, Autonomieerhalt, Sinnhaftigkeit, Anerkennung und Integration streben. Diese Faktoren werden als förderlich benannt, um Auszubildenden eine gelingende Identitätsentwicklung und Berufszufriedenheit zu vermitteln, einen frühen Berufsausstieg zu verhindern und stattdessen möglichst lange an den Beruf zu binden (vgl. Mühlhausen & Wülk, 2014, 201 f.).

In einer Studie von Küpper (2020) wird der Zusammenhang von Moralischem Distress und arbeitsbezogenem Kohärenzgefühl im Zusammenhang mit dem Berufsverbleib von Auszubildenden in der Pflege untersucht. Die Erhebung der Verweildauer im Pflegeberuf zeigt, dass sich nur 5,9 % der befragten Auszubildenden vorstellen können, bis zu ihrem Renteneintrittsalter in der direkten Patientenversorgung zu arbeiten. Das durchschnittliche geplante Austrittsalter aus dem Beruf liegt bei 41 Jahren. Unterschiede weisen die Werte zwischen Befragten auf, die als primäres Ziel der Ausbildung die Arbeit in patientennahen oder patientenfernen Tätigkeitsbereichen ansehen. Auszubildende, die als Hauptziel das Arbeiten in der Pflege angeben, weisen höhere Werte im erwarteten Berufsverbleib und gleichzeitig niedrigere Werte in den Gedanken an einen Berufsausstieg auf. Die Gedanken an den Berufsaustritt sind dennoch zumindest bei der Hälfte der Auszubildenden allgegenwärtig. Während das Auftreten dieser Gedanken von etwa der Hälfte der Probanden nicht benannt wurde, beschäftigte sich ca. jede:r fünfte Befragte mehrmals im Monat mit der Möglichkeit des Ausbildungsabbruchs bzw. des Berufsaustritts nach Abschluss (vgl. Küpper, 2020, 97 f.). Damit decken sich diese Ergebnisse nahezu mit denen der NEXT-Studie, die sich auf examinierte Pflegepersonen beziehen (vgl. Simon, Tackenberg, Hasselhorn, Kümmerling, Buscher & Müller, 2005, 51). Insgesamt weist diese Untersuchung mit einer durchschnittlichen Berufsverweildauer von 19 Jahren jedoch auf eine höhere Berufsverbleib hin, als dies in früheren Untersuchungen vermutet wurde (vgl.

Küpper, 2020; Joost, 2007). Als sehr problematisch muss jedoch die geringe Anzahl an Personen angesehen werden, die den Beruf bis zu ihrem Renteneintritt ausüben möchten. Laut dem Pflege-Thermometer 2009 plant noch jede zweite Person einen Verbleib im Beruf bis zum Renteneintritt, wobei es sich bei dieser Befragung nicht um Auszubildende handelt (vgl. Isfort, Weidner, Neuhaus, Kraus, Köster & Gehlen 2010, 43 f.). Allgemein muss außerdem berücksichtigt werden, dass die durchschnittliche Berufsverweildauer bei Gesundheits- und Krankenpflegenden höher ist als bei Altenpflegenden (vgl. Isfort, Rottländer, Weidner, Gehlen, Hylla & Tucman, 2018, 47).

Diese Tendenz bestätigt sich auch in einer Erhebung von Isfort aus den Jahren 2020–2022, in der die Berufseinmündung und der Berufsverbleib in der Pflege in NRW untersucht wird. Diese hat ergeben, dass die Wahrscheinlichkeit eines Ausstiegs aus der Gesundheitsversorgung nach fünf Jahren bei Krankenpflegenden nur bei 0,8 % liegt, während sie in der Altenpflege bei 4,1 % liegt (vgl. Isfort, 2022). Insgesamt gibt die Studie jedoch keine Hinweise auf eine kurze Verweildauer im Pflegeberuf in NRW. Interessant ist außerdem, dass über die Hälfte der Auszubildenden in der Pflege eine Beschäftigung beim eigenen Ausbildungsbetrieb starten, was neben der Verbundenheit mit dem Beruf auch auf eine Betriebsbindung schließen lässt (vgl. Isfort, 2022).

In Bezug auf das arbeitsbezogene Kohärenzgefühl bei Auszubildenden stellt sich heraus, dass die Sinnhaftigkeit ihres Berufes als besonders bedeutsam wahrgenommen wird, während die Handhabbarkeit und Verstehbarkeit deutlich weniger präsent sind. Die Überprüfung der Korrelation ergibt eine hohe Signifikanz zwischen dem arbeitsbezogenen Kohärenzgefühl und der Verweildauer im Beruf. Hingegen lässt sich kein unmittelbarer statistischer Zusammenhang zwischen dem erlebten moralischen Distress und der Verweildauer im Beruf identifizieren, wenngleich die erlebten Belastungen in dieser Untersuchung deutlich hervortreten (vgl. Küpper, 2020, 102).

Buchegger-Traxler (2014) bestätigt die Annahme, dass wahrgenommene berufliche Belastungen zu beruflicher Unzufriedenheit führen und somit negative Folgen für den Berufsverbleib aufweisen. Diese Erkenntnis stammt aus einer Untersuchung von Altenpflegenden in Oberösterreich. Zudem stellt sich die Bedeutung der praktischen Ausbildung für die Berufsverweildauer als prägend heraus, da hier praktische Erfahrungen gesammelt werden können, durch die Kompetenzen erworben werden, welche auf berufliche Herausforderungen vorbereiten. Dies bestätigt die besondere Bedeutung des arbeitsbezogenen Kohärenzgefühls. Je mehr Gelegenheiten die Ausbildung für solche Erfahrungen bietet, desto verstehbarer, handhabbarer und sinnhafter erscheinen kommende Herausforderungen. Umgekehrt wirkt sich eine mangelnde fachliche Vorbereitung negativ auf die Berufszufriedenheit aus, da Pflegende den Anforderungen nicht gerecht werden können. Unterstrichen werden diese Annahmen durch die Aussagen der Befragten, die eine hohe Berufszufriedenheit in Bezug auf ihre berufliche Situation, die Arbeitsfähigkeit und ihr Kollegenteam aufweisen und von denen 90 % angeben, sich vorstellen zu können, nach fünf Jahren noch im Unternehmen zu arbeiten (vgl. Buchegger-Traxler, 2014, 339 ff.).

Insgesamt deutet die Befragung der Auszubildenden in NRW auf eine Zufriedenheit mit der Ausbildung in der Pflege hin. Auf einer Skala von 1 bis 10 liegt die durchschnittliche Bewertung bei 6,25. Von den Auszubildenden würden sich 66,5 % der Probanden erneut für diese Ausbildung entscheiden und 87,8 % der Auszubildenden geben an, dass ihnen die praktische Ausbildung die vielseitigen Arbeitsbereiche der Pflege vorgestellt und die Tätigkeiten dort vermittelt hat. Hingegen zeigt sich in der Befragung der beruflich Pflegenden ein abweichendes Bild. Von diesen bewerten nur 49,2 % ihre Arbeit als zufriedenstellend. Eine Erklärung für diese Verschlechterung im Laufe der Berufsjahre deutet auf eine mangelnde Wertschätzung der Arbeit durch Arbeitgeber und eine wahrgenommene Verschlechterung der Arbeitsbedingungen hin (vgl. Isfort, 2022).

4.3 Zwischenfazit und Begründung der vorliegenden Forschungsarbeit

Wenngleich einige der gesichteten Forschungserkenntnisse auf einen längeren Berufsverbleib und eine geringere Berufsausstiegsquote hoffen lassen, als dies häufig befürchtet wird, weisen sowohl ältere als auch jüngere Erkenntnisse dennoch auf eine problematisch hohe Anzahl an Personen hin, welche keinen Verbleib im Beruf bis zu ihrem Renteneintritt anstreben (vgl. Schaffert et al., 2014; Isfort et al., 2010

& Küpper, 2020). Losgelöst davon, belegen die Forschungsergebnisse den Zusammenhang zwischen Berufszufriedenheit sowie Berufsidentifikation und der Verweildauer im Beruf. Als exemplarischer Beleg dazu dient u.a. der Verbleib von ausgebildeten Pflegefachkräften im Ausbildungsbetrieb nach Berufsabschluss (vgl. Isfort, 2022).

Auf Basis der hier gesichteten und zusammengestellten Forschungserkenntnisse kann sich das Forschungsinteresse der vorliegenden Arbeit konkretisieren und das Forschungsdesiderat herausgestellt werden, welchem sich im Rahmen dieser Forschung angenähert werden soll. Die bereits in Kapitel 1 vorgestellte Relevanz der beruflichen Identitätsentwicklung im Rahmen der Ausbildung kommt in der Auseinandersetzung mit den vorliegenden Forschungserkenntnissen einmal mehr zum Vorschein. Was in bisherigen Studien vornehmlich thematisiert und erforscht wurde, ist die Frage nach den Einflussfaktoren sowie den Gegebenheiten der Ausbildung und deren Wirkung auf die Identitätsentwicklung. Die Frage nach der Identifikation mit den verschiedenen Versorgungsbereichen der Pflege hat sich in dem bisherigen Ausbildungssystem bislang noch nicht gestellt. Auch die sehr aktuelle Erhebung von Isfort (2022) bezieht noch keine Auszubildenden der Generalistik in die Befragungen mit ein.

An dieser Stelle wird die Relevanz der vorliegenden Forschungsthematik deutlich, welche die Entwicklung der beruflichen Identifikation während des Ausbildungsprozesses fokussiert. Ziel ist es, das Potenzial der Ausbildungsreform hinsichtlich einer Identifikationsstiftung für ein gemeinsames Berufsverständnis zu erheben. Dabei gilt es, Möglichkeiten dieser Reform einer dauerhaften Berufsbindung und daraus resultierender Fachkräftesicherung in der Pflege zu identifizieren.

Wenngleich die Spaltung der Pflege in die Fachdisziplinen der Kinder-, Alten- und Krankenpflege weder den Ansprüchen des Berufes noch den Versorgungsbedarfen der Pflegebedürftigen entspricht, so ist diese dennoch historisch gewachsen und entsprechend in den Vorstellungen der Berufe fest verankert. Die Generalistik bietet die Chance auf ein neues gemeinsames Berufsverständnis der pflegerischen Profession. Die Grundsätze, die die Pflege verfolgt, sind bisweilen ohnehin dieselben. Es geht in allen Teildisziplinen darum, Gesundheit zu fördern, Krankheit zu vermeiden, Gesundheit wiederherzustellen und Leiden zu vermindern (vgl. Jakobs & Vogler, 2020, 41). Inwiefern diese neu strukturierte Ausbildung bereits das Potenzial hat, eine berufliche Identitätsentwicklung und eine Berufsbindung zu ermöglichen und diese zu operationalisieren, soll im Rahmen dieser Forschungsarbeit in den Blick genommen werden.

5 Forschungsempirisches Vorgehen

Anknüpfend an den theoretischen Hintergrund wird im Folgenden das forschungsempirische Vorgehen dargelegt. Dazu wird zunächst die methodische Herangehensweise, die bei der Erhebung und Aufbereitung der Daten leitend waren im Detail vorgestellt. Das Interesse der empirischen Forschung liegt in der Ergründung der beruflichen Identitätsentwicklung und Berufsbindung in der generalistischen Pflegeausbildung. Konkret geht es darum, herauszustellen, wie diese Entwicklung abläuft, was sie beeinflusst, wo mögliche Herausforderungen und Schwerpunkte in der Ausbildung liegen und inwieweit eine Bindung in Bezug auf die berufliche Zukunftsperspektive der Auszubildenden zustande kommt.

Um dieses explorative und theoriegenerierende Forschungsinteresse bedienen zu können, stellt die qualitative Forschung als entdeckende Wissenschaft die geeignete Herangehensweise dar (vgl. Flick, von Kardorff & Steinke, 2015, 22 ff.). Der vorliegenden empirischen Forschungsarbeit liegt ein qualitativ deskriptives Forschungsparadigma zugrunde, welches im Querschnittdesign angelegt ist. Der verfolgte Forschungsansatz lässt sich nicht klar einer einzelnen Forschungsrichtung zuordnen, sondern bedient sich vielmehr einzelner Teilaspekte mehrerer Forschungsrichtungen. Dazu zählen sowohl Ansätze der Phänomenologie als auch der Grounded Theory in der Herangehensweise. Elemente der Grounded Theory finden sich hier insbesondere im Symbolischen Interaktionismus, also in der Ergründung sozialen Verhaltens. Von Interesse sind die Hintergründe des sozialen Handelns der Auszubildenden im Rahmen des Ausbildungsgeschehens sowie sozialer Prozesse, die im Rahmen der beruflichen Identitäts- und Berufsbindungsentwicklungen durchlaufen werden (vgl. Mayer, 2015, 104). Was diese Forschung jedoch von den klassischen Ansätzen der Grounded Theory unterscheidet ist, dass hier das zentrale Ziel nicht in der Entwicklung einer konkreten gegenstandsbezogenen Theorie liegt, sondern vielmehr in der Erfassung und Abbildung verschiedener Einflüsse, Möglichkeiten und Herausforderungen, die im Rahmen der Ausbildung auf die berufliche Identitätsentwicklung einwirken. Gleichzeitig steht jedoch auch das Erleben individueller Erfahrungen der Auszubildenden sowie die subjektive Bedeutung erlebter Phänomene im Fokus, was sich dem phänomenologischen Ansatz zuschreiben lässt (vgl. ebd., 107). Es stellt sich also eine Kombination der Forschungsansätze dar, derer sich zur Erforschung der Thematik bedient wird. Wie im Ansatz der Grounded Theory geht es hierbei um die Erfassung von Veränderungsprozessen innerhalb eines gewissen Zeitraumes. Wie auch die Formulierung der Forschungsfragen zeigt, die nach der Entwicklung der beruflichen Identität und der Berufsbindung in der Ausbildung zur Pflegefachperson fragen, ist diese Forschung dem Ansatz der Grounded Theory entsprechend, aktions- oder veränderungsorientiert gestaltet (vgl. ebd., 106).

5.1 Methodisches Vorgehen der Datenerhebung

Die Datenerhebung erfolgt mittels leitfadengestützter problemzentrierter Interviews nach Witzel (1982). Die Problemzentrierung kennzeichnet den Ausgangspunkt der zugrundeliegenden Problemstellung, die in der Entwicklung einer beruflichen Identität und einer Berufsbindung im Rahmen der neu strukturierten Ausbildung zur Pflegefachperson liegt.

Das problemzentrierte Interview ermöglicht es, die Art und Weise der Verarbeitung zentraler Situationen sowie daraus resultierende Handlungsgründe und -konsequenzen herauszustellen. Hierdurch können individuelle und kollektive Handlungsstrukturen und Verarbeitungsmuster gesellschaftlicher Realität abgeleitet werden (vgl. Witzel, 1982, 66 f.).

Neben der Problemzentrierung stellt Gegenstandsorientierung ein zentrales Prinzip dar. Diese Eingrenzung des Forschungsgegenstands ermöglicht es, Erlebnisse und Erfahrungen und deren jeweilige Handlungs- und Bewertungsmuster durch die Auszubildenden speziell auf die Thematik abgestimmt zu erfassen und daraus eine Relevanzeinschätzung ihrer Bedeutungen vorzunehmen. Gleichzeitig wird eine zu starke Eingrenzung der erfragten Variablen sowie eine willkürliche Formulierung von Interviewfragen und damit eine rein einseitige Betrachtung der Thematik vermieden, um dem Prinzip der Offenheit gerecht zu werden (vgl. Witzel, 1982, 70; Lamnek & Krell, 2016, 33).

Die Prozessorientierung bietet zudem die Möglichkeit der vollkommen offenen Gesprächsentwicklung, da sich der Kommunikationsprozess von der Problemsicht der Befragten leiten lässt (vgl. Witzel, 2000).

Anders als im narrativen Interview findet eine Vorbereitung auf die Datenerhebung in Form eines umfassenden Literaturstudiums im Untersuchungsfeld durch die Forschende statt. Zwar steht die Generierung neuer Informationen aus den erhobenen Daten der Befragten in diesem Forschungsvorhaben im Vordergrund, jedoch werden hier bereits vorbestehende Erkenntnisse mitberücksichtigt, wodurch eine deduktiv-induktive Vorgehensweise generiert wird. Die bereits vorgestellte Hintergrundrecherche stellt somit die Prädetermination für die Ausgestaltung der Interviews dar (vgl. Lamnek & Krell, 2016, 345). In Bezug auf die hier verfolgten Fragestellungen zeichnet sich das problemzentrierte Interview als besonders geeignet aus, da die bereits vorhandenen Erkenntnisse zur beruflichen Identitätsentwicklung und Berufsbindung ganz konkret in die Erforschung dieser Thematik im Rahmen des neu eingeführten Ausbildungsmodells einfließen können und zur Interpretation der gewonnenen Daten Aufschluss bieten können.

Die Datenerhebung besteht aus einem Kurzfragebogen, einem teilstrukturierenden Leitfaden, einer Audioaufzeichnung und einem Postskriptum (vgl. Witzel, 2000).

5.2 Entwicklung der Erhebungsinstrumente

Zur Entwicklung der Erhebungsinstrumente werden die Empfehlungen von Witzel (1982, 1985 & 2000), Helfferich (2011) sowie Lamnek und Krell (2016) herangezogen. Um eine möglichst hohe Transparenz der Datenerhebung zu gewährleisten, werden die entwickelten Instrumente nachfolgend vorgestellt.

Die Erstellung der Erhebungsinstrumente knüpft an die Erkenntnisse der Literaturrecherche im Untersuchungsfeld an und weist insofern ein deduktives Vorgehen auf. Der Erstellung geht jedoch keine Hypothesenbildung voraus, vielmehr dient die Recherche als Ausgangspunkt in Form eines offenen theoretischen Konstrukts. Es soll vermieden werden, die Untersuchungserkenntnisse durch ein aufgelegtes Kategoriensystem zu begrenzen. Die Gestaltung der Befragungssituation orientiert sich stets an der Problemsicht der Subjekte und erlaubt die Entwicklung neuer Theorien aus der komplexen Alltagswelt der Befragten, was den induktiven Part der Vorgehensweise auszeichnet (vgl. Witzel, 1985, 228).

Die entwickelten Instrumente wurden im Rahmen eines Pretests auf Verständlichkeit, Anwendbarkeit und Validität erprobt und im Anschluss einer Überarbeitung unterzogen. So wurden im Interviewleitfaden einige optionale Vertiefungsfragen ergänzt, welche sich im Pretest als potenziell bedeutsam herausgestellt haben. Aufgrund der Rückmeldung der Pretest-Probandin, dass einzelne Fragen, beispielsweise nach den beruflichen Werten, an ein Vorstellungsgespräch erinnert haben, wurden Umformulierungen dieser Fragen vorgenommen. Dem Kurzfragebogen wurde eine Erläuterungsfrage zum Berufsabschluss hinzugefügt. Im Postskriptum wurden keine Veränderungen vorgenommen.

5.2.1 Kurzfragebogen

Mittels des Kurzfragebogens findet eine thematische Annäherung an den Forschungsgegenstand statt, was als Basis für den Gesprächseinstieg von Nutzen sein kann. Der Fragebogen dient der Erhebung biographischer Informationen, die das soziale Umfeld der interviewten Person erfassen und im Interview selbst den narrativen Fluss des Gesprächs stören könnten (vgl. Lamnek, 2016, 347). Die Erhebung erfolgt unmittelbar vor Beginn des Interviews, um im Gespräch an die gedankliche Auseinandersetzung der Proband:innen anknüpfen und ihnen die Möglichkeit für Fragen einräumen zu können. Bei den im Kurzfragebogen erhobenen Daten handelt es sich um Hintergrundinformationen zum beruflichen Werdegang und der beruflichen Eingruppierung. Die erste Frage erhebt den angestrebten Ausbildungsabschluss um festzustellen, wie viele der Proband:innen sich im dritten Ausbildungsjahr in einem der Fachbereiche spezialisieren. Die zweite Frage erfasst das aktuelle Ausbildungsjahr, um auf ihre bisherige Erfahrung rückschließen zu können. Die dritte Frage erhebt den gewählten Vertiefungsschwerpunkt der praktischen Ausbildung. In einer vierten Frage wird nach Vorerfahrungen in der Pflege vor Ausbildungsbeginn gefragt, um hier gesammelte Erfahrungen in der Bewertung der beruflichen Identitätsentwicklung berücksichtigen zu können. Die nächste Frage, ob ein Elternteil im Gesundheitswesen arbeitet, basiert auf der Annahme, dass ein solcher familiärer Einfluss die berufliche Identitätsentwicklung möglicherweise beeinflussen könnte. Die Frage nach der Geschlechtszugehörigkeit wird gestellt, um die Geschlechterverteilung der Stichprobe mit der Grundgesamtheit vergleichen zu können.

5.2.2 Interviewleitfaden

Bei der Erstellung des Leitfadens werden die Empfehlungen von Helfferich (2011) hinzugezogen, welche das Vorgehen anhand des „SPSS"-Prinzips darstellt. Dieses vierschrittige Prinzip beginnt mit einem unvoreingenommenen und weitläufigen Sammeln aller Fragen, die dem Forschungsinteresse zuträglich sind. In diesem Schritt wird weder Wert auf die Formulierung noch die inhaltliche Relevanz der Fragen gelegt. Im zweiten Schritt werden die gesammelten Fragen auf ihre Brauchbarkeit, ihre Eignung, ihren Nutzen und die damit verbundenen Erwartungen überprüft und ggf. Anpassungen vorgenommen oder Fragen ausgesondert. Der dritte Schritt dient nun dem Sortieren der übrig gebliebenen Fragen zu maximal vier Bündeln, welche sich zeitlich oder inhaltlich voneinander abgrenzen. Im vierten und letzten Schritt werden die innerhalb eines Bündels gesammelten Fragen in einer Erzählaufforderung subsumiert. Die Fragen werden innerhalb ihres Blockes in Stichpunkte umgewandelt, die der Überprüfung der Thematisierung innerhalb des Interviews dienen oder als konkrete Fragen oder auch Aufrechterhaltungsfragen in zwei weiteren Spalten aufgeführt (vgl. Helfferich, 2011, 182 ff.). Die formale Gestaltung des

Leitfadens orientiert sich an der Formvorlage von Lamnek & Krell (2016). Die inhaltliche Begründung des entwickelten Leitfadens wird nachfolgend anhand der vier Blöcke dargestellt. Diese vier Blöcke grenzen sich sowohl inhaltlich als auch zeitlich voneinander ab. Jedem Block wird eine Bezeichnung verliehen, welche im Interview jedoch nicht genannt wird.

1. „Berufswahl"
2. „Berufsidentität"
3. „Arbeitsgestaltung"
4. „Zukunftsperspektive"

Als Abschluss des Leitfadens werden Ergänzungsfragen formuliert, die den Proband:innen Raum für jegliche Art von Anmerkungen ermöglichen.

Die Erzählaufforderung des ersten Blockes erfragt die Gründe für die Berufswahl. Hier werden Ausführungen zu beruflichen Plänen, Berufswahlgründen, Motivationen, prägenden Ereignissen, der Haltung zum Beruf, der gesellschaftlichen Akzeptanz und persönlichen Erwartungen an den Beruf angestrebt. Fragen, die diese Aspekte im Speziellen abfragen, werden als konkrete oder Aufrechterhaltungsfragen aufgeführt und können entsprechend des Gesprächsverlaufes optional angewendet werden. Die Fragen nach dem Zeitpunkt für die Berufswahl sowie den Hintergründen der Entscheidung gründen auf der Erkenntnis, dass eine berufliche Identitätsentwicklung von persönlichen Entwicklungsprozessen beeinflusst wird (vgl. Gruschka, 1983, 143). Die weiteren Fragen nach der Beeinflussung dieser Entscheidung sowie den Erwartungen an den Beruf basieren auf den Erkenntnissen zum Identifikationspotential von Berufen sowie der Beeinflussung durch die familiäre Sozialisation, die Meinungen nahestehender Personen und die eigenen Ideale (vgl. Fischer, 2013, 40; Rogers, 2018, 91 f.). Die Frage nach dem Erleben des Berufes im zeitlichen Verlauf der Ausbildung lässt sich auf die Erkenntnisse zur Übereinstimmung beruflicher Ideale und der erlebten Realität zurückführen. Diese kann sich positiv auf das Gelingen der beruflichen Identitätsentwicklung auswirken (vgl. Maginnis, 2018, 91). Außerdem lässt diese Frage Rückschlüsse auf das berufliche Kohärenzgefühl oder ein mögliches Distresserleben zu (vgl. Küpper, 2020, 102). Des Weiteren liegen diesem Fragenblock die Erkenntnisse zum positiven Einfluss des Wunschberufes auf eine berufliche Identitätsentwicklung und Befunde zu Berufswahlkriterien der Pflegeberufe zu Grunde (vgl. Heinemann et al., 2009, 48; Buxel, 2011, 23; SINUS Markt- und Sozialforschung, 2020, 24). Von Interesse ist außerdem die Beeinflussung durch die Vorstellung des Pflegeberufs in der Öffentlichkeit (vgl. Isfort, 2013, 1083). Die konkrete Frage nach dem Einfluss der Generalistik basiert auf dem Forschungsinteresse in Bezug auf diese neue Ausbildungsform.

Das Interesse dieses Interviewblocks besteht darin, herauszufinden, mit welchen Einstellungen, Erwartungen und Vorannahmen die Auszubildenden in den Beruf gestartet sind und ob bereits vor Ausbildungsbeginn eine berufliche Identitätsbildung stattgefunden hat.

Der zweite Block des Leitfadens richtet den Blick auf die Berufsidentität. Mit der einleitenden Erzählaufforderung, was die Befragten mit dem Beruf verbinden, sollen die verschiedenen Ausprägungsbereiche der beruflichen Identität, ihre Entwicklung und Auswirkungen erfasst werden. Unter die zu thematisierenden Stichpunkte fällt hier das Berufsverständnis, die Identifikation mit beruflichen Werten, prägende Ereignisse oder Vorbilder, die diese beeinflussen, die Identifikation mit der Generalistik, die Berufszufriedenheit, die Beeinflussung der personalen Identität, der Berufsstolz, das Berufsverständnis und die Darstellung des Berufes nach außen. Basierend auf den Annahmen von Flaiz (2019), dass die berufliche Identität Pflegender häufig von medizinzentrierten Strukturen und Fremdbestimmung geprägt ist, wird die Frage gestellt, womit sich die Auszubildenden genau identifizieren. Die Fragen nach konkreten Ereignissen, Personen oder Werten, die zu einer Identifikation geführt haben, lehnen an den Skalen zur Erhebung der beruflichen oder betrieblichen Identität, der Arbeitsmoral und des beruflichen und betrieblichen Engagements von Rauner (2017) und Heinemann & Rauner (2008) an. Das klare Bild über die eigenen beruflichen Ziele, Interessen und Werte, welches von Thole (2021) als relevant für eine gesunde berufliche Identitätsentwicklung beschrieben wird, findet sich hier ebenso wieder. An dieser Stelle lässt sich auch die Frage nach der Beeinflussung des Privatlebens begründen, da beispielsweise eine zu starke Überidentifikation mit beruflichen Werten in eine psychische Überforderung übergehen und bis zu einem Burn-

Out führen kann (vgl. Thole, 2021, 134). Die Aufrechterhaltungsfrage nach Beispielen und konkreten Ereignissen zielt auf Situationen ab, die die Identifikation ermöglichen, wie beispielsweise authentische Lernsituationen oder die Reflexion von Gelerntem (vgl. Rogers, 2018, 93). Auch die Einflüsse von Arbeitsbedingungen, Begleitumständen, Bezugspersonen, Vorbildern, Praxisgemeinschaften, ebenso wie die Lernumgebung und Arbeitsatmosphäre sollen erfasst werden (vgl. Mühlhausen & Wülk, 2014, 201 f.; Rogers, 2018, 93 f.; Fischer, 2013, 112; Schaffert et al., 2014, 13; Heinemann et al., 2009, 49). Hier werden explizit Tätigkeiten oder Eigenschaften des Berufes erfragt, die den Befragten Spaß machen, sowie solche, die sie stören, womit Rückschlüsse auf die Berufszufriedenheit gezogen werden können. Die Darstellung des Berufes in der Kommunikation mit dem sozialen Umfeld lässt auf das Professionsverständnis sowie den Berufsstolz schließen und stellt das berufsbezogene Engagement dar (vgl. Heinemann & Rauner, 2008, 20).

Block drei erfasst Aspekte der Arbeitsgestaltung wie Selbstbestimmung, die Relevanz der Arbeit für das berufliche Gesamtgeschehen, Anerkennung, Qualität der Arbeit, einen inneren Kompass sowie die Kohärenz der Befragten. Über die Erzählaufforderung, worauf die Befragten bei der Ausübung ihrer Arbeit Wert legen, sollen ihre persönlichen Ideale, Motive und Herangehensweisen erfasst werden. Hierbei besteht das Interesse in der Erfassung des beruflichen Engagements, der Arbeitsmoral, der individuellen Arbeitsansprüche und des Selbstkonzepts (vgl. Rauner, 2017, 683; Heinemann & Rauner, 2008, 17 ff.). Die Selbstwahrnehmung der Befragten kann auch deren Selbstwertgefühl beeinflussen (vgl. Hutter, 1992, 65 f.) und somit auch Einfluss auf berufliches Handeln, berufliche Kompetenz und die berufliche Identitätsentwicklung nehmen (vgl. Heinzer & Reichenbach, 2013, 19). Je nach Umgang mit herausfordernden Situationen lässt sich ein Eindruck des beruflichen Kohärenzgefühls gewinnen, welchem von Küpper (2020) eine Verbindung mit der beruflichen Verweildauer zugesprochen wird.

Der vierte Fragenblock fokussiert die Berufsbindung über die Erfassung der Zukunftsperspektive der Befragten, da durch die bisher zu kurze Existenz dieser Ausbildung noch keine Befunde zur tatsächlichen Verweildauer im Beruf existieren. Zu benennende Aspekte können sich auf den Beruf, mögliche Fachbereiche, den Betrieb oder die Position beziehen. Die Fragen nach der Zukunftsvorstellung der Probanden in 5 und in 30 Jahren gründen auf den Befunden zum Berufsaustritt in der Pflege (vgl. Küpper, 2020, 97 f.; Isfort et al., 2018, 47; Isfort, 2022). Die Fragen, inwiefern sich die beruflichen Pläne durch die Ausbildung verändert haben und wovon ein Berufsverbleib abhängig gemacht wird, leitet sich aus den Erkenntnissen von Buchegger & Traxler (2014) und Mühlhausen & Wülk (2014) ab, welchen Einfluss unterschiedliche Erlebnisse im Rahmen der Ausbildung auf die Berufszufriedenheit und somit die Berufsbindung haben können.

5.2.3 Postskriptum

Zudem wurde unmittelbar nach jedem erfolgten Interview ein Postskriptum angefertigt, welches ergänzend zur Audioaufzeichnung, die gewonnenen Eindrücke aus der Interviewsituation festhält und damit eine Interpretationsgrundlage der erhobenen Daten bietet (vgl. Witzel, 2000). Hierfür wurde das Postskriptum von Lamnek & Krell (2016) als Vorlage verwendet.

5.3 Forschungsethische Prinzipien

Die Reflexion forschungsethischer Fragen des Forschungsvorhabens hinsichtlich dessen Unbedenklichkeit gilt in der Forschung mittlerweile als obligatorisch. Der Einbezug der Ethikkommission ist laut der Deutschen Gesellschaft für Pflegewissenschaft (DGP) jedoch bei Qualifizierungsarbeiten bis zur Masterebene nicht erforderlich. Die Überprüfung forschungsethischer Prinzipien obliegt hier den Betreuenden selbst (vgl. Bartholomeyczik & Dunger, 2017, 370).

Zur Sicherstellung der ethischen Unbedenklichkeit dieser empirischen Forschungsarbeit wird das durchzuführende Vorhaben unter Beachtung des Ethikkodexes für Pflegeforschung prospektiv reflektiert (vgl. Stemmer & Bartholomeyczik, 2016). Grundsätzlich handelt es sich bei der Teilnahme der Datenerhebung um eine freiwillige Entscheidung der volljährigen Probanden, welchen durch die Zustimmung oder Ablehnung weder Vor- noch Nachteile entstehen. Die Erhebung personenbezogener Daten erfordert eine informierte Einwilligung der Teilnehmenden (vgl. ebd.). Die Proband:innen erhalten vor Erhebung der Daten ein Informationsschreiben, welches sie über die Erfassung und Verarbeitung ihrer Daten in Kenntnis setzt sowie ihre Rechte aufzeigt. Der vorab erläuterten Datenerhebung mit dem Ziel der Auswertung stimmen die Proband:innen mittels schriftlicher Einwilligung zu. Zusätzlich wird eine mündliche Einwilligung der Teilnehmenden unmittelbar vor Beginn der Datenerhebung bezüglich der Audioaufzeichnung des Interviews eingeholt. Die Verarbeitung personenbezogener Daten erfolgt gemäß Art. 5–11 Datenschutz-Grundverordnung (DSGVO) anonymisiert. Alle personenbezogenen Informationen im Laufe der Forschung werden vertraulich behandelt. Den Proband:innen wird das Recht vorbehalten, sich noch während der Datenerhebung gegen eine Weiterverarbeitung ihrer personenbezogenen Daten zu entscheiden und eine Löschung dieser zu veranlassen. Die zu erhebenden Daten werden auf ihre Notwendigkeit zur Beantwortung der Forschungsfrage überprüft und es werden lediglich Daten erhoben, welche der Erfüllung des Forschungsinteresses dienen. Zudem erfolgt eine Reflexion der zu ermittelnden Daten auf deren potenzielle Belastungen für die Teilnehmenden und deren Vulnerabilität. Die Vulnerabilität der Zielgruppe, bei der es sich um Auszubildende handelt, besteht in erster Linie darin, dass ihre Teilnahme jegliche Auswirkungen auf ihre Ausbildung haben könnte. Daher wird besonderer Wert daraufgelegt, dass eine Bevor- oder Benachteiligung durch die Teilnahme ausgeschlossen ist. Eine besondere Vulnerabilität aufgrund einer eingeschränkten Selbstbestimmtheit, besonderer Lebensumstände, der gesundheitlichen Situation, des Alters oder der kognitiven Möglichkeiten lässt sich der Zielgruppe nicht zuschreiben. Die Ziele des Forschungsvorhabens werden dem Wohlergehen, der Würde und dem Respekt vor den Teilnehmenden stets untergeordnet (vgl. Stemmer & Bartholomeyczik, 2016).

In Anbetracht der Berücksichtigung der Prinzipien kann von einer ethisch angemessenen Realisierung der Forschungsarbeit ausgegangen werden.

5.4 Darstellung der Erhebungsphase

Die Rekrutierung der Proband:innen erfolgt über die Kontaktaufnahme mit den zuständigen Lehrpersonen der generalistischen Ausbildungskurse von zehn Pflegeschulen. Anhand zweier Informationsschreiben, welche an die Lehrpersonen bzw. Schulleitungen und an die Auszubildenden adressiert sind, wird über das Forschungsvorhaben, die forschende Person sowie die Rahmenbedingungen informiert und eine freiwillige Teilnahme beworben. Da viele Unterrichte zu diesem Zeitpunkt aufgrund der Coronasituation nicht in Präsenz stattfinden und sich die Auszubildenden daher teilweise im Homeoffice oder auch in praktischen Ausbildungseinsätzen befinden, wird von einem persönlichen Besuch der Schulen zur Vorstellung des Forschungsvorhabens abgesehen. Als Incentive werden zwei Amazon-Gutscheine im Wert von je 20 € unter allen Teilnehmenden verlost. Die Informationsweitergabe an die Auszubildenden erfolgt über ihre Lehrpersonen, woraufhin sich elf Auszubildende zur freiwilligen Teilnahme bereit erklären.

Im Blickfeld dieser Untersuchung befinden sich Auszubildende Pflegefachpersonen, deren individuelle Identitätsentwicklung und Bindung an den Beruf im Rahmen ihrer Ausbildungszeit untersucht werden soll. Ein klares Einschlusskriterium zur Teilnahme an den Interviews stellt daher die Ausbildung nach dem Pflegeberufegesetz dar. Ausgeschlossen werden Auszubildende, welche nach den vorherigen Gesetzen ausgebildet werden. Um möglichst aussagekräftige und umfassende Eindrücke der Auszubildenden gewinnen zu können, werden Auszubildende befragt, die möglichst weit in der Ausbildung vorangeschritten sind. Da die Ausbildung nach dem Pflegeberufegesetz erst 2020 gestartet ist, beschränkt sich die Auswahl auf Auszubildende Pflegefachpersonen der ersten beiden Ausbildungsjahre, wobei Auszubildende, welche erst kürzlich mit der Ausbildung begonnen haben, ausgeschlossen werden, da sie noch über zu wenige Erfahrungen in der Ausbildung verfügen. Zudem werden ausschließlich volljährige Auszubildende befragt, da bei ihnen in Bezug auf die altersentsprechende Entwicklung von einer gefestigten persönlichen Identität auszugehen ist.

Die Erhebungsphase erstreckt sich über einen Zeitraum von vier Wochen im April 2022. Die Interviews werden in Präsenz, als Face-to-face Gespräche geführt, um eine persönliche und vertrauensvolle Atmosphäre zu schaffen. Wie in der qualitativen Forschung üblich, wird als Ort der Interviews das zu untersuchende Feld gewählt, weshalb alle Interviews in Räumlichkeiten der jeweiligen Pflegeschulen oder der praktischen Ausbildungsträger stattfinden. Bei der Wahl von Ort und Zeit wird auf das Vermeiden von Störfaktoren und Ablenkungen geachtet und sich nach den terminlichen und zeitlichen Gegebenheiten der Auszubildenden gerichtet. Die Dauer der Interviews liegt zwischen 40 und 60 Minuten und richtet sich nach der Gesprächsbereitschaft der Auszubildenden (vgl. Mayer, 2015, 221 ff.).

Vor Beginn der Interviews wird in einem einführenden Gespräch über das Forschungsvorhaben, die Interviewsituation sowie die Audioaufzeichnung und Transkription informiert. Zur Sicherstellung des sensiblen Umgangs aller erhobenen Daten werden sie sowohl mündlich als auch schriftlich über die Datenerhebung und -verarbeitung gemäß den Vorschriften der DSGVO aufgeklärt und um schriftliches Einverständnis gebeten.

Zu Beginn der Erhebungsphase wird den Proband:innen der Kurzfragebogen ausgehändigt und Zeit zur Beantwortung eingeräumt sowie die Möglichkeit für Fragen geboten. Die Erhebung des Kurzfragebogens erfolgt anders als im Pretest nicht mündlich durch die Interviewerin, um dem Interview nicht vorwegzugreifen. Dennoch stellt die Beantwortung der Fragen eine erste kognitive Auseinandersetzung mit dem Themenkomplex dar. Nach Ausfüllen des Kurzfragebogens wird in die eigentliche Interviewsituation übergeleitet und die Audioaufzeichnung gestartet. Zu Beginn der Interviewgespräche wird erneut um das mündliche Einverständnis zur Tonaufnahme gebeten und dann in das Gespräch übergeleitet.

Der Interviewleitfaden wird bei der Gestaltung des Interviewgesprächs als Orientierungshilfe genutzt, jedoch nicht als unabänderliche Ablaufvorgabe angesehen. Anstelle des Leitfadens stellt der von der befragten Person in der Situation entwickelte Gesprächsfluss den strukturierenden Rahmen des Gesprächs dar. Hierdurch nimmt jedes Interview einen anderen Gesprächsverlauf und unterschiedliche Themenschwerpunkte rücken in den Vordergrund (vgl. Witzel, 2000).

Im Anschluss an jedes Interview wird ein Postskriptum erstellt, in dem die Interviewsituation, besondere Vorkommnisse, Gespräche außerhalb der Audioaufzeichnung, das Verhalten der Interviewpartner und Informationen über den zeitlichen und örtlichen Rahmen der Gespräche festgehalten werden.

5.5 Stichprobe

Die erhobene Stichprobe umfasst elf Proband:innen, welche sich zum Erhebungszeitpunkt alle am Ende ihres zweiten Ausbildungsjahres, also in dem jeweils ersten generalistisch ausgerichteten Ausbildungskurs ihrer jeweiligen Pflegeschule befinden. Somit eignet sich die Stichprobe, um das Erkenntnisinteresse dieser Forschung zu bedienen. Die Untersuchungsgruppe verteilt sich auf vier Pflegeschulen in Rheinland-Pfalz und Hessen. Alle elf Proband:innen haben für ihren Berufsabschluss den generalistischen Ausbildungsweg gewählt und erlangen somit mit Abschluss der Ausbildung die Berufsbezeichnung „Pflegefachmann" oder „Pflegefachfrau". Drei der Auszubildenden haben den Vertiefungsschwerpunkt der pädiatrischen Versorgung gewählt. Eine Auszubildende hat die Vertiefung in der Langzeitpflege gewählt. Die restlichen sieben haben den vollständig generalistischen Ausbildungsverlauf gewählt. Sechs Proband:innen geben an, dass mindestens ein Elternteil selbst im Gesundheitswesen tätig ist, von denen alle außer einem Elternteil in der Pflege arbeiten. Nur eine der elf Proband:innen verfügt über keinerlei Vorerfahrungen in der Pflege. Alle anderen zehn haben bereits Praktika, ein Freiwilliges Soziales Jahr bzw. Zivildienst oder eine Vorausbildung in der Pflege absolviert. Von den Proband:innen haben sieben Personen angegeben, sich dem weiblichen Geschlecht zuzuordnen und vier Personen dem männlichen Geschlecht. Somit sind ca. 64 % der Proband:innen weiblich. Zur erleichterten Datenauswertung werden allen Proband:innen Pseudonyme zugewiesen.

5.6 Datenaufbereitung

Die Audioaufzeichnung, die nach Aufklärung und Einwilligung der interviewten Person das Interviewgespräch festhält, ermöglicht eine authentische und präzise Erfassung aller Gesprächsinhalte, welche anschließend transkribiert werden können. Die Transkription erfolgt in Anlehnung an die inhaltlich-semantische Transkription nach Dresing und Pehl (2018). In Anbetracht des Forschungsziels, die berufliche Identitätsentwicklung und Entwicklung einer Berufsbindung im Rahmen der Ausbildung zur Pflegefachperson zu beschreiben, erscheint eine einfache Transkription, welche neben den gesprochenen Beiträgen auch non- und paraverbale Besonderheiten erfasst, sinnvoll. Der Fokus der Transkription liegt jedoch auf dem semantischen Inhalt des Gesprochenen und reduziert die Erfassung nonverbaler Ereignisse auf die wesentlichen Informationen. Details zu sprachlichen Besonderheiten wie beispielsweise der Sprechgeschwindigkeit oder Lautstärke werden bewusst ausgelassen, da deren psychologische Interpretation für die Exploration des Forschungsgegenstands nicht von Bedeutung sind (vgl. Dresing & Pehl, 2018, 16 ff.).

Die Transkription erfolgt manuell und unter Zuhilfenahme der Software „f4transkript". Es wird wörtlich transkribiert, wobei kleinere Versprecher oder Wortverschleifungen bereinigt werden. Dialekte werden ins Hochdeutsche übersetzt. Umgangssprachliche Äußerungen werden mittranskribiert. Komplette Satzunterbrechungen oder Gedankensprünge werden mit einem „/" gekennzeichnet. Pausen werden erst ab einer Dauer von drei Sekunden durch „(…)" transkribiert. Besonders betonte Wörter werden in Großbuchstaben geschrieben. Wortdoppelungen oder Stottern wird beglichen, es sei denn es handelt sich um eine bewusste semantische Betonung. Emotionale Äußerungen wie lachen werden in Klammern eingefügt „(lacht)". Zur Anonymisierung werden benannte Orte oder Namen in Klammern unkenntlich gemacht „(Ort 1)" oder „(Name 1)" (vgl. Dresing & Pehl, 2018, 20 ff.).

6 Datenauswertung und -analyse

Die Auswertung der gewonnenen Daten erfolgt entlang der inhaltlich strukturierenden sowie typenbildenden qualitativen Inhaltsanalyse nach Kuckartz (2016). Die inhaltlich strukturierende Inhaltsanalyse erlaubt eine methodisch systematische und nachvollziehbare Auswertung in einem mehrstufigen Verfahren der Kategorienbildung und Codierung. Durch die Kombination einer theoriegeleiteten deduktiven Kategorienbildung und einer induktiven Kategorienbildung aus dem Material heraus ermöglicht es eine regelgeleitete Codierung mit dem interpretativen Textverstehen in Bezug zu setzen und im Auswertungsprozess das gesamte Datenmaterial zu erfassen (vgl. Kuckartz, 2016, 97 f.; 223 f.).

Um zu einer komplexeren Erkenntnis im untersuchten Gegenstandsbereich zu gelangen, bietet es sich an, aufbauend auf der Kategorienbildung der inhaltlich strukturierenden Inhaltsanalyse, eine Typenbildung vorzunehmen. Das Erkennen mehrdimensionaler Muster, welches durch Kontrastierung und Vergleiche aller betrachteten Einzelfälle zustande kommt, bietet die Möglichkeit aufschlussreiche Hinweise für die Beantwortung der Forschungsfrage zu erhalten. Bei der Typenbildung handelt es sich um ein Verfahren zur Ordnung des Verschiedenartigen zwischen den betrachteten Einzelfällen. In Anbetracht der Forschungsfrage bedeutet dies, dass sich hierdurch verschiedene Entwicklungsverläufe einer beruflichen Identitätsentwicklung sowie Berufsbindung herausstellen lassen. Durch eine Kombination beider Analyseverfahren gewinnt die Auswertung an Differenziertheit und Aussagekraft (vgl. Kuckartz, 2016, 143 ff.). Zur Unterstützung des Auswertungsprozesses wird die Qualitative Data Analysis (QDA)-Software „f4analyse" genutzt.

6.1 Inhaltlich strukturierende Inhaltsanalyse

Die inhaltlich strukturierende Inhaltsanalyse folgt einem siebenschrittigen Analyseprozess, welcher anhand einer deduktiven und induktiven Vorgehensweise der systematischen und zusammenfassenden Beschreibung des Datenmaterials dient (vgl. Kuckartz, 2016, 100 ff.).

Bevor es an die konkrete Auswertung der gewonnenen Daten geht, muss sichergestellt werden, dass das verfolgte Ziel dieser Forschung stets präsent ist und alle kommenden Schritte der Beantwortung der Forschungsfragen dienen (vgl. Kuckartz, 2016, 55). Im Mittelpunkt des Forschungsinteresses steht die Ergründung der subjektiven Erfahrungen und des Erlebens der Auszubildenden, mit dem Ziel eine Beschreibung der beruflichen Identitätsentwicklung und der Entwicklung einer Berufsbindung im Rahmen der Ausbildung zur Pflegefachperson vornehmen zu können. Um dem Forschungsgegenstand Rechnung zu tragen ist es erforderlich, diesen Rückbezug zu den Forschungsfragen (s. Abb. 3) in jedem der nachfolgenden Schritte vorzunehmen.

Forschungsfragen:
1. Inwiefern findet eine berufliche Identitätsentwicklung in der Ausbildung zur Pflegefachperson statt?
2. Inwiefern entwickelt sich eine Berufsbindung in der Ausbildung zur Pflegefachperson?

Abbildung 3: Forschungsfragen

Im ersten Schritt der Auseinandersetzung mit den Daten wird das gesamte Textmaterial mit einem interpretativ-hermeneutischen Blick durchgearbeitet und mit Memos versehen. In diesen Memos werden markante Textinhalte, interpretative Gedanken und Auswertungsideen aus dem Material festgehalten sowie Besonderheiten und Gedanken aus dem Postskriptum dem Textmaterial hinzugefügt und somit für die spätere Interpretation bereitgelegt (vgl. Kuckartz, 2016, 56; 101).

In der zweiten Phase werden „A-priori-Kategorien" anhand der bereits bei der Datenerhebung verfolgten thematischen Schwerpunkte gebildet. Als vorläufige Hauptkategorien werden die thematischen Bezeichnungen der Interviewblöcke des Leitfadens herangezogen: „Berufswahl, Berufsidentität, Arbeitsgestaltung und Zukunftsperspektive". An dieser

Stelle wird von einer deduktiven Kategorienbildung gesprochen, auch wenn diese Bezeichnung für die hier verfolgte Vorgehensweise nicht ganz geeignet ist, da es sich hierbei nicht zwangsweise um die einzig logische Ableitung des Besonderen aus dem Allgemeinen handelt. In einem nächsten Schritt werden die entwickelten Hauptkategorien an das gesamte Datenmaterial herangetragen und in einem Probedurchlauf auf deren Anwendbarkeit überprüft. In dieser Phase werden mehrfache Anpassungen und Ergänzungen der Hauptkategorien vorgenommen. Um Schwierigkeiten bei der Zuordnung von Textstellen zu diesen Hauptkategorien vorzubeugen und eine klare Abgrenzung der Kategorien voneinander vornehmen zu können, werden für alle Hauptkategorien Kategoriendefinitionen festgelegt. Ein exemplarisches Beispiel hierfür findet sich in Tabelle 3 (vgl. Kuckartz, 2016, 64 ff.; 101 f.).

Tabelle 3: Kategoriendefinition "Erleben des Berufes" (eigene Darstellung)

Hauptkategorie:	Erleben des Berufes
Inhaltliche Beschreibung:	Umfasst die Wahrnehmung und das Erleben der vorherrschenden Rahmenbedingungen des Berufes sowie deren Auswirkungen auf die Befragten und ihr Privatleben.
Anwendung der Kategorie:	Dieser Code wird vergeben, wenn die Befragten von ihrer erlebten Berufsrealität berichten und beschreiben, wie sich diese auf sie auswirkt.
Ankerbeispiele:	„Der Personalmangel. Ich glaube das ist aber überall so. Also, dass man tatsächlich wenig Zeit für die Menschen hat und dass es einfach nur noch ein Gehetze ist." (4-Marie, Absatz 32)
Abgrenzungen:	Dieser Code wird nicht vergeben, wenn Befragte darüber berichten, was sie vor Beginn der Ausbildung dazu bewegt hat den Beruf zu wählen.

In einer dritten Phase wird das gesamte Datenmaterial den finalisierten Hauptkategorien zugeordnet und im folgenden Schritt alle einer Hautkategorie zugeordneten Textstellen zusammengestellt. Im Anschluss wird eine Bildung von Subkategorien am Material vorgenommen. Hierzu werden zuvor festgehaltene Gedanken aus den Memos herangezogen und in einer erneuten Auseinandersetzung mit dem konkreten Datenmaterial ein differenziertes Kategoriensystem (s. Abb. 4) ausgearbeitet.

6 Datenauswertung und -analyse

Haupt- und Subkategorien						
A Einflüsse auf die Berufswahl	B Erleben des Berufes	C Bedeutung der Generalistik für die Identifikation	D Berufsverständnis	E Berufszufriedenheit	F Bewältigung beruflicher Entwicklungsherausforderungen	G Zukunftsperspektive
Erfahrungen aus Berufspraktika	Umgang mit Auszubildenden	Entwicklung der beruflichen Identität und Berufsperspektiven	Bedeutung beruflicher Selbstdarstellung	Positives Arbeitsklima	Verantwortung übernehmen	Verbleib im Beruf
Persönliche Situation	Vielschichtigkeit des Berufes	Beständiges berufliches Zugehörigkeitsgefühl	Patienten-/Klientenzentrierte Pflege	Freude an der Arbeit	Intrinsische Kompensation	Berufliche Veränderung
Berufsbild	Auswirkungen auf das Privatleben	Kritik an der Aufteilung der praktischen Ausbildung	Charaktereigenschaften	Handlungsfähigkeit	Sozialer Rückhalt	Veränderungswünsche für die Ausbildung
Wunschberuf Pflege	Belastende Arbeitsbedingungen	Wahrgenommene Unsicherheit		Wirksamkeit/ Sinnhaftigkeit	Institutionelle und kollegiale Unterstützung	Veränderungswüsche für den Beruf
Interesse an Medizin						
Freunde und Familie						

Abbildung 4: Kategoriensystem (eigene Darstellung)

In einem Codierleitfaden werden die entwickelten sieben Haupt- und 29 Subkategorien mit inhaltlichen Beschreibungen und Ankerbeispielen zusammengetragen, wie Tabelle 4 exemplarisch zeigt. Im Anschluss erfolgt die Codierung des kompletten Materials anhand dieses ausdifferenzierten Kategoriensystems, welche den sechsten Schritt der inhaltlich strukturierenden Inhaltsanalyse bildet.

Tabelle 4: Kategoriendefinitionen der Subkategorien zu "Erleben des Berufes" (eigene Darstellung)

Erleben des Berufes		
Subkategorie	Inhaltliche Beschreibung	Ankerbeispiele
Umgang mit Auszubildenden	Umfasst Beschreibungen des erlebten Umgangs mit Auszubildenden durch Kollegen und deren Auswirkungen auf das Wohlbefinden und die Ausbildungsqualität.	„Also na klar es hängt halt oft von den Stationen ab wie das ist, weil oft ist ja der Schüler manchmal auch nicht willkommen und dann wird man halt auch rumgeschickt." (2-Lydia, Absatz 25)
Vielschichtigkeit des Berufes	Umfasst die Darstellung der vielseitigen Eigenschaften, die den Beruf für die Befragten auszeichnen.	„Der Kontakt zu den Menschen. Dass man ganz unterschiedliche Persönlichkeiten kennenlernt. Auch ganz unterschiedliche Schicksale, mit denen man dann umgehen lernt." (10-Daria, Absatz 12)
Auswirkungen auf das Privatleben	Umfasst Auswirkungen des Berufes auf das Privatleben, sowohl in positiver als auch in negativer Weise.	„Weil meine Freunde sind im Studium, die haben halt am Samstag und Sonntag frei. Das heißt, ich muss jetzt irgendwie gucken, wann ich frei habe. Und da bleibt oft was liegen und auch nach der Arbeit was machen, da ist man so todmüde, dass man halt eher zu Hause auf der Couch bleibt. Ja, es wirkt sich halt oft aus." (2-Lydia, Absatz 50)
Belastende Arbeitsbedingungen	Umfasst vorherrschende Arbeitsbedingungen, die sich negativ auf die Ausbildungs- und Arbeitsqualität auswirken und eine Belastung für die Befragten darstellen.	„Wie gesagt es kann sehr belastend sein, je nachdem was für eine Fachrichtung es ist. Eine sehr hohe Arbeitsbelastung, die auch immer höher wird. Gerade wenn wir daran denken, dass jetzt die Babyboomer-Generation irgendwann mal aus dem Beruf austritt, dann wird es richtig knapp." (11-Jannis, Absatz 30)

Um dieser Systematisierung des Datenmaterials auch inhaltlich einen möglichst überschaubaren Rahmen zu geben, werden fallbezogene thematische Zusammenfassungen erstellt. Dieser Zwischenschritt dient insbesondere der Komprimierung des umfangreichen Textmaterials durch thematische Zusammenfassungen der von den einzelnen Probanden benannten Aspekte innerhalb einer Kategorie. Diese Zusammenfassung wird in Form einer Themenmatrix dargestellt.

Dem siebten Schritt der inhaltlich strukturierenden Inhaltsanalyse, welcher sich der einfachen und komplexen Analyse und Visualisierung der Daten widmet, wird die typenbildende Inhaltsanalyse vorangestellt, um im Anschluss eine komplexe kategorienbasierte Analyse der Daten vorzunehmen, welche zugleich die Zusammenhänge zwischen den Typen und dem entwickelten Kategoriensystem abbildet.

6.2 Typenbildende Inhaltsanalyse

Das mit der Typenbildung verfolgte Ziel der Datenauswertung besteht in der Annäherung an die Forschungsfragen. Die Typenbildung erweitert den Erkenntnisspielraum der Studie in Bezug auf die Unterschiede der Entwicklung einer beruflichen Identität und Berufsbindung zwischen verschiedenen Typen von Auszubildenden. In Anbetracht der Individualität und Heterogenität der Stichprobe in Bezug auf ihre Entwicklungsprozesse erscheint es wenig zielführend, die erhobenen Daten ausschließlich thematisch zu analysieren. Um hier eine strukturierende Betrachtung der unterschiedlichen Verlaufsformen der Identitätsentwicklung der einzelnen Personen vornehmen zu können, bietet es sich an, eine Ausdifferenzierung verschiedener Typen mit unterschiedlichen Verlaufsformen der Identitätsentwicklung vorzunehmen, anhand derer komplexere Zusammenhänge zu den thematischen Kategorien analysiert werden können. Die typenbildende Analyse baut hierbei auf der vorangegangenen inhaltlich strukturierenden Codierung auf (vgl. Kuckartz, 2016, 143 ff.).

Bei der Bildung sich voneinander abgrenzender Typen muss zunächst festgelegt werden, für welche Merkmale diese Differenzperspektive eingenommen werden soll. Als Merkmalsspielraum wird hier die Entwicklung der beruflichen Identität und der Berufsbindung festgelegt. Um diesen Merkmalsspielraum angemessen zu erfassen, werden Daten zur Identifikation mit dem Beruf zum Zeitpunkt der Berufswahl, zur Beeinflussung der Identitätsentwicklung durch die generalistische Ausbildung und zur Berufsbindung als relevante Dimensionen eingestuft, welche die Typologie umreißen. Bei dem für diese Typologie heranzuziehenden Material handelt es sich um alle Subkategorien der Hauptkategorie „Berufswahl" sowie die Subkategorien „Entwicklung der beruflichen Identität und Berufsperspektiven", „Beständiges berufliches Zugehörigkeitsgefühl", „Verbleib im Beruf" und „Berufliche Veränderung".

Aus diesen thematischen Kategorien entnommenes Material bildet die Grundlage für merkmalsfokussierende Fallzusammenfassungen, welche der Bildung polythetischer Typen dient. Die Fälle werden hierzu nach den Kriterien der Ähnlichkeit sortiert, geordnet und in homogene Gruppen eingeteilt. Die entstandene Ausdifferenzierung unterteilt sich in drei Typen mit unterschiedlichen Verlaufsformen der Entwicklung ihrer beruflichen Identität und Berufsbindung (s. Abb. 5). Anhand der für die Entwicklung der Typologie hinzugezogenen Merkmalszusammenfassungen werden für alle Typen Beschreibungen angelegt. Im Anschluss erfolgt eine Zuteilung aller Fälle der Studie zu den gebildeten Typen (vgl. Kuckartz, 2016, 150 ff.)

„Die Beständigen"
Bei den Beständigen haben sich die zuvor bereits bestehende berufliche Identität und die Berufsbindung gefestigt.
→ Isabell, Marie
„Die Bestärkten"
Bei den Bestärkten hat sich die berufliche Identität stark weiterentwickelt und es kam eine längerfristige Berufsbindung zustande.
→ Sara, Luca, Andreas, Daria, Lydia
„Die Ungebundenen"
Bei den Ungebundenen kam nur eine geringfügige Weiterentwicklung der beruflichen Identität und eine begrenzte Berufsbindung zustande.
→ Helena, Norman, Jannis, Leyla

Abbildung 5: Typenbeschreibungen (eigene Darstellung)

Für die konkrete Typenbeschreibung werden Modellfälle konstruiert, die der genauen Beleuchtung und Interpretation der fallübergreifenden Typen dienen (s. Abb. 6–8). Durch eine Zusammenstellung der am besten geeigneten Textstellen aller Fälle ist diese Form der Interpretation gelöst vom Einzelfall. Hierbei wird das Ziel verfolgt, die anhand des einbezogenen Merkmalsraumes kontrastierten Typen zu illustrieren, ohne hierbei Idealtypen zu konstruieren. Vielmehr handelt es sich um die Beschreibung der bereits aus dem Material entnommenen Typen.

Typ 1 „Die Beständigen"

Die Beständigen verfügten bereits vor Ausbildungsbeginn über eine grundlegende berufliche Identität. Der Wunsch in der Pflege tätig zu werden besteht bereits seit langer Zeit: „Also ich will das wirklich schon immer machen" (1-Isabell, Absatz 6). Der Berufswunsch stellt eine Herzensangelegenheit für sie dar: „[...] ich hänge da auch mit meinem kompletten Herz, also wirklich mit Herz dran an der Altenpflege" (4-Marie, Absatz 12). Die Identifikation, die sich auch bei verschiedenen Kontaktpunkten mit dem Beruf bestätigt hat, bezog sich bei Ausbildungsbeginn auf einen speziellen Versorgungsbereich.

Die berufliche Identifikation der Beständigen mit den spezifischen Versorgungsbereichen hat sich im Rahmen der Ausbildungserfahrungen weiter gefestigt und ihr Zugehörigkeitsgefühl bestätigt eine bewusste Zugehörigkeitskonstruktion: „Ich bin wirklich ein Altenheim-Kind [...]" (4-Marie, Absatz 22).

Der langfristige Verbleib im Beruf und im Versorgungsbereich steht bereits fest, was jedoch eine berufliche oder betriebliche Weiterentwicklung nicht ausschließt: „Ähm, erst Mal würde ich, glaube ich, als examinierte Fachkraft das so belassen. Aber ich könnte mir durchaus vorstellen, dass ich viele Weiterbildungen mache, also zum Beispiel als Stillberaterin oder so" (1-Isabell, Absatz 72).

Abbildung 6: Modellfall des Typ 1 "Die Beständigen" (eigene Darstellung)

Typ 2 „Die Bestärkten"
Die Bestärkten sind mit einer weniger stark ausgeprägten beruflichen Identität in die Ausbildung gestartet. Die endgültige Entscheidung für den Beruf haben sie erst während der Berufswahlphase getroffen. Ein allgemeines Interesse am medizinisch-pflegerischen Bereich bestand ansatzweise schon früher, hat sich jedoch erst durch das Eintreten bestimmter Ereignisse bzw. besonderer Gegebenheiten konkretisiert: „Es ist durch einen Zufall eigentlich gekommen (...)" (3-Sara, Absatz 4). Die Bestärkten sind mit der Vorstellung von einem spezifischen Versorgungsbereich in die Ausbildung gestartet, standen den Einblicken in die anderen Bereiche aber sehr offen gegenüber und bewerten die generalistische Ausbildung dahin gehend als vorteilhaft. Durch die in der Ausbildung gesammelten Erfahrungen können sie sich mit mindestens einem weiteren Versorgungsbereich identifizieren und halten einen Wechsel des Versorgungsbereichs nicht für ausgeschlossen: „War dann so ein Zufall, der mir dann auch ganz gut zugespielt hat, weil die generalistische Ausbildung ist schon ziemlich praktisch, dass das dann jetzt alles so umgestellt wurde." (5-Andreas, Absatz 22). Dafür, dass sie sich das Arbeiten in bestimmten Versorgungsbereichen auch nach den Einblicken nicht vorstellen können, liegen individuelle Gründe vor, die sie im Rahmen ihrer gesammelten Eindrücke für sich selbst erkannt haben: „Ich finde alle Bereiche interessant. Und ich habe auch ganz gerne im Altenheim gearbeitet. Aber da ist diese Bindung zu den Leuten noch stärker finde ich. Also die nimmt man nochmal eher mit nach Hause, weil man sie ja auch besser kennt dann" (10-Daria, Absatz 40). Für ihre berufliche Zukunft steht definitiv ein Verbleib im pflegenahen Bereich fest. Für eine gewisse Zeit möchten sie in ihrem ursprünglichen Pflegeberuf weiterarbeiten, da sie im Rahmen der Ausbildung ihre große Freude an der Arbeit erkannt haben. Sie halten eine berufliche Weiterentwicklung in ihrer ferneren Zukunft jedoch für möglich: Die Ursache dafür, dass sie irgendwann „(...) nicht mehr an der Basis arbeiten" (3-Sara, Absatz 77) möchten, besteht darin, dass sie sich für später „ein entspannteres Leben" (2-Lydia, Absatz 77) wünschen. Bereits jetzt nehmen sie die beruflichen Belastungen wahr und stellen für sich fest, „(...) dass das auf Dauer auch nichts für die eigene Gesundheit ist" (10-Daria, Absatz 48).

Abbildung 7: Modellfall des Typ 2 "Die Bestärkten" (eigene Darstellung)

> **Typ 3 „Die Ungebundenen"**
>
> Die Gruppe der Ungebundenen ist durch eine große Heterogenität gekennzeichnet. Große Unterschiede in der Ausprägung der jeweiligen beruflichen Identifikation zu Beginn der Ausbildung treten hier zutage. Diese reichen von einer bereits vorliegenden Identität im Sinne einer frühen Entscheidung für den Pflegeberuf seit der Kindheit bis zu einer kaum vorhandenen Identifikation aufgrund von ursprünglich anderen Berufsplänen. Der Typ der Ungebundenen zeichnet sich jedoch durch eine ähnlich geringe Weiterentwicklung der beruflichen Identität im Rahmen der Ausbildung aus sowie die Entwicklung oder Bestärkung anderweitiger Zukunftspläne: „Aber ich finde es trotzdem wichtig, dass man ein zweites Standbein hat. Und ich habe jetzt auch die Chance bekommen, dass ich das halt dual nebenbei mache" (9-Leyla, Absatz 53). Die Ungebundenen behalten ihre starke oder schwache generelle Identifikation mit dem Beruf in der Ausbildung zwar bei, erlangen aber aufgrund der generalistischen Einblicke in den verschiedenen Versorgungsbereichen durchaus zu neuen und bereichernden Erkenntnissen in Bezug auf ihre berufliche Orientierung: „Also, ich habe allergrößten Respekt davor, das jeden Tag zu machen, was die Kollegen in der Altenpflege tun. Aber es ist überhaupt nichts für mich gewesen" (6-Norman, Absatz 36).
>
> Auch sie planen noch einen Verbleib im Pflegeberuf, der sich aber auf die Zeit während des Studiums beschränkt: „Also nicht nur weil mir der Job Spaß macht, sondern auch, weil mir einfach Erfahrungen wichtig sind. Ich finde, kein Studium und kein sonst was, schlägt Erfahrung." (6-Norman, Absatz 75). Insofern sehen sich die Ungebundenen mittelfristig (in fünf Jahren) noch in der Pflege: „Wahrscheinlich noch im Medizinstudium. Aber dann halt noch in der Pflege, wo ich nebenbei vielleicht auch auf einer Kinderstation arbeite." (7-Helena, Absatz 58).
>
> In Zukunft planen sie sich wieder weiter vom Ausbildungsberuf zu entfernen, obwohl der Beruf ihnen aktuell Freude bereitet: „Ja, also, ich mach's gerne im Moment und ich würde es auch immer wieder tun. Aber ich weiß halt, dass es nichts auf lange Sicht für mich sein wird. Auch wenn ich das Studium nicht schaffen würde, glaube ich nicht, dass ich dann auf ewig weiter in der Pflege arbeiten würde." (7-Helena, Absatz 62). Einen dauerhaften Verbleib im Beruf halten sie für ausgeschlossen, da „(...) das irgendwann von der Arbeitsbelastung schon heftig wird." (11-Jannis, Absatz 32).

Abbildung 8: Modellfall des Typ 3 "Die Ungebundenen" (eigene Darstellung)

6.3 Kategorienbasierte Auswertung und typenspezifische Zusammenhangsanalyse

Die letzte Phase der Inhaltsanalyse komprimiert die gewonnenen Daten in prägnanten komplexen Analysen. An dieser Stelle wird der Bogen von der typenbildenden wieder zur vorab durchgeführten inhaltlich strukturierenden Inhaltsanalyse gespannt und ein Bezug zu den entwickelten Kategorien hergestellt. Die konkrete Datenanalyse erfolgt entlang einer Kombination zweier Auswertungsverfahren, welche der inhaltlich strukturierenden sowie der typenbildenden Inhaltsanalyse entspringen. Zum einen wird das Verfahren der kategorienbasierten Auswertung der Haupt- und ihrer Subkategorien genutzt, welche eine thematisch gegliederte Präsentation der Erkenntnisse aus den Interviews liefert (vgl. Kuckartz, 2016, 118 f.). Zum anderen werden komplexe Zusammenhänge zwischen den gebildeten Typen und anderen Kategorien herausgestellt, um eine differenziertere Klassifikation der Ergebnisse vornehmen zu können (vgl. Kuckartz, 2016, 159 f.).

Ergänzend zu dieser qualitativen Auswertungsform werden quantitative Gegenüberstellungen angefertigt, welche der Visualisierung der Codierhäufigkeiten je Text der drei Typen dienen. Hier ist zu betonen, dass aufgrund einer häufigeren Codierung innerhalb eines Typs nicht zwangsläufig auf eine höhere Relevanz des betrachteten Aspekts für den jeweiligen Typ zu schließen ist, sondern stets der codierte Inhalt betrachtet werden muss, da eine häufige Codierung zweifellos durch mehrere unterbrochene Textstellen eines Interviews zustande kommen kann.

7 Forschungsergebnisse

Mit Blick auf die Forschungsfragen stellt die kategorienbasierte Darstellung eine Möglichkeit dar, die im Rahmen der Ausbildung ablaufenden Entwicklungsschritte der beruflichen Identität und Berufsbindung zu beschreiben.

Diese Ergebnisdarstellung zeigt auf, wie die Befragten ihre Ausbildung und die darin ablaufenden Prozesse erleben und welche Bedeutung diese für ihre Einstellungen und ihr soziales Handeln im Beruf haben. Hieraus können Tendenzen der Entwicklung einer beruflichen Identität und Berufsbindung abgeleitet werden. Insbesondere die Betrachtung der Zukunftsperspektive der Auszubildenden gibt Aufschluss über eine sich entwickelnde Berufsbindung.

Die Darstellung typenspezifischer Zusammenhänge erweitert diese Einblicke in die Entwicklungsschritte, in dem sie Aufschluss über Unterschiede und Gemeinsamkeiten liefert, die bei unterschiedlichen Entwicklungsverläufen feststellbar sind.

Die Verteilung der vergebenen Codes der jeweiligen Subkategorien unter den Typen wird in Form von Balkendiagrammen abgebildet, um möglicherweise aufgetretene Differenzen zwischen den Typen zu visualisieren. Aufgrund der unterschiedlichen Proband:innenverteilung auf die drei Typen, wird eine prozentuale Angabe über die codierten Textstellen getroffen. Im gesamten Material wurden insgesamt 623 Codes vergeben (s. Tab. 5).

7 Forschungsergebnisse

Tabelle 5: Codierhäufigkeiten der Hauptkategorien (eigene Darstellung)

A	Einflüsse auf die Berufswahl	130
B	Erleben des Berufes	84
C	Berufsverständnis	56
D	Bewältigung beruflicher Entwicklungsherausforderungen	81
E	Berufszufriedenheit	69
F	Bedeutung der Generalistik für die Identifikation	87
G	Zukunftsperspektive	116

7.1 Einflüsse auf die Berufswahl

Im Rahmen der Studie wurden die Aussagen der Proband:innen bezüglich ihrer Entscheidung, die Ausbildung zu absolvieren mit der Hauptkategorie „Einflüsse auf die Berufswahl" erfasst. Dieser Themenbereich gibt Aufschluss darüber, mit welchen Voraussetzungen für eine berufliche Identitätsentwicklung und Berufsbindung die Befragten in die Ausbildung gestartet sind. Den Aussagen der Proband:innen lassen sich sechs Einflussgrößen entnehmen, welche bei ihrer Berufswahl eine Rolle gespielt haben. Insgesamt wurden innerhalb dieser Hauptkategorie 130 Codes vergeben.

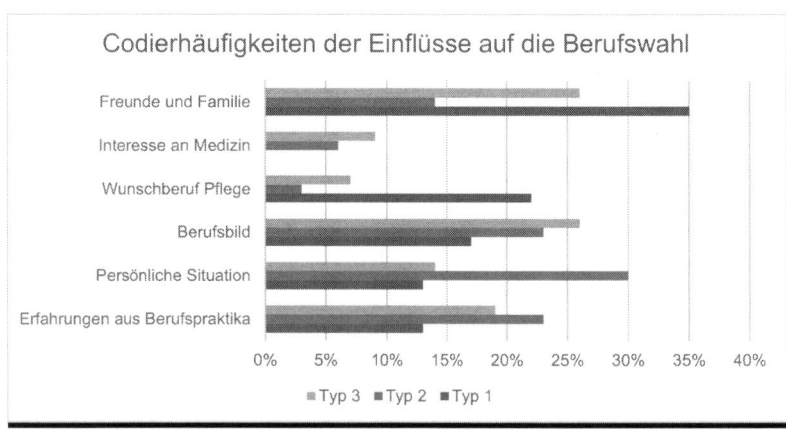

Abbildung 9: Codierhäufigkeiten der "Einflüsse auf die Berufswahl" (eigene Darstellung)

Erfahrungen aus Berufspraktika

Zehn von elf Befragten berichteten von Erfahrungen aus Berufspraktika, welche einen Einfluss auf ihre Entscheidung für den Beruf und den Antritt der Ausbildung hatten. Sie berichteten von positiven Eindrücken, die sie innerhalb ihrer Praktika sammeln konnten und der Konstruktion einer Vorstellung des Berufes. Auch auf die Wahl des Ausbildungsschwerpunktes, des sogenannten Versorgungsschwerpunktes haben die Erfahrungen in den Praktika Einfluss genommen. Spezifische Aspekte der Arbeit im Krankenhaus, wie verschiedene fachspezifische Aufgaben aber auch Patientenkontakt sowie das Arbeitsklima wurden in Praktika aufgezeigt und haben dazu motiviert, die Ausbildung zu starten. Einzelne Befragte berichteten auch von negativen Erfahrungen innerhalb der Praktika, die jedoch von vielen positiven Erfahrungen überlagert wurden. Auch die Warnung vor dem Beruf und seinen negativen Eigenschaften durch Arbeitskolleg:innen konnte einen Proband:innen nicht von der Entscheidung der Ausbildungsaufnahme abbringen. Insgesamt berichteten die meisten Befragten davon, die Entscheidung für eine Pflegeausbildung aufgrund der Erfahrungen im Praktikum getroffen zu haben. „[…] und das hat mir dann so gut gefallen, in dem Sinne, dass ich dann dachte okay, ich bewerbe mich mal" (2-Lydia, Absatz 4)

Inhaltliche Unterschiede in den Aussagen zu den Erfahrungen während der Berufspraktika zeichnen sich vor allem zwischen Typ 1 und Typ 2 ab. Während die Berufspraktika bei den Beständigen der Bestätigung ihres bereits zuvor bestehenden Interesses am Beruf dienten, stellten diese für die Bestärkten einen entscheidenden Faktor für die Ausbildungsentscheidung dar. Die einzige Probandin, welche über keine Erfahrung aus Berufspraktika verfügt, gehört dem dritten Typ an.

Persönliche Situation

Die persönliche Situation der Auszubildenden hinsichtlich aktueller privater oder beruflicher Umstände war bei sieben der elf Proband:innen von zentraler Bedeutung bei der Berufswahl. Häufig stehen diese spezifischen Umstände in Bezug zur generellen Unsicherheit bei der Berufswahl: „[…] ich war so ein bisschen verloren in der Oberstufe und wusste nicht so recht, wohin mit mir" (3-Sara, Absatz 4) oder

der Notwendigkeit der beruflichen Umorientierung und der eher zufälligen Orientierung für eine Pflegetätigkeit: „Und in der Zeit musste ich halt auch irgendetwas machen, weil man dann vom Arbeitsamt Druck bekommt, weil, wenn man halt schon einen Ausbildungsberuf hat, man ist ja arbeitsfähig. Warum will er dann nicht arbeiten?" (5-Andreas, Absatz 4). Auch die Ausbildungsentscheidung als Zwischenlösung zur Überbrückung und Vorbereitung für weitere berufliche Pläne kann als Handlungsoption identifiziert werden.

Sehr auffällig ist der prozentuale Wert der Codierhäufigkeit in den Texten, welcher bei Typ 2 immerhin 30 % beträgt, während er bei Typ 1 und 3 nur bei 13 % und 14 % liegt (s. Abb. 9). Hinzu kommen die inhaltlichen Unterschiede in den Aussagen zur persönlichen Situation. Befragte des zweiten Typs benannten häufiger mehr oder weniger zufällige Gegebenheiten, Informationen zum Berufsbild und den Ausbildungsinhalten in der Pflege einzuholen und testweise ein Praktikum zu absolvieren. Bei Typ 1 kommt hinzu, dass nur bei einer Person die persönliche Situation codiert wurde und sich diese nur auf die Entscheidung zur Ausbildung, jedoch nicht zur Ausübung des Pflegeberufes bezieht, da sie bereits als Pflegehelferin tätig war. Eine weitere Besonderheit weisen drei der vier Proband:innen des Typ 3 auf, welche zuvor nie mit dem pflegerischen Bereich in Kontakt standen und sich im Vorfeld noch nicht mit einer Ausbildung in diesem Bereich befasst haben.

Berufsbild

Das Berufsbild der Proband:innen wurde in erster Linie durch Erfahrungen aus Berufspraktika oder durch Erzählungen von Angehörigen entwickelt, worauf auch Vorstellungen und Erwartungen an den Beruf fußten. Für zehn der elf Proband:innen hat die Ausbildungsreform zur Generalistik keine Rolle bei ihrer Berufswahl gespielt, einige gaben an, bis zum Zeitpunkt der Bewerbung keine Kenntnis von der Umstellung der Ausbildung besessen zu haben. Lediglich von einer Probandin wurden aufgrund der Reform zur Generalistik Zweifel an der Ausbildung geäußert und Überlegungen angestellt, die Schule ein Jahr früher zu verlassen, um die Ausbildung noch nach dem alten Gesetz absolvieren zu können.

Das Ansehen des Berufes wurde von den meisten Befragten als eher gering bewertet. Die Wahrnehmung des Pflegeberufs in der Gesellschaft wurde von den Befragten als stark belastende Tätigkeit eingestuft und die Berufsangehörigen eher als bemitleidenswert wahrgenommen. Keine:r der Befragten gab an, dass dieses Ansehen einen Einfluss auf die Berufswahl hatte. Nur eine Befragte beschrieb den Beruf von ihrem Umfeld als sehr hoch angesehen, was sie in ihrer Ausbildungsentscheidung bestärkt hat. Zwei Befragte benannten die Medienpräsenz des Berufes aufgrund der Corona-Pandemie als möglicherweise beeinflussenden Faktor, welche ihnen die Relevanz und Sicherheit des Berufes aufgezeigt hat.

Zwischen den drei Typen liegen hier keine nennenswerten Unterschiede vor.

Wunschberuf Pflege

Die Pflegetätigkeit als Wunschberuf wurde von lediglich drei Proband:innen benannt, dabei ist der Wunsch, diesen Beruf auszuüben, bereits in der Kindheit entstanden und hat sich seither nicht geändert „Klar, ich habe ab und zu mal was anderes überlegt. Aber im Endeffekt wollte ich eigentlich schon immer das machen." (1-Isabell, Absatz 6)

Die Beständigen weisen hier eine deutliche quantitative Differenz zu den beiden anderen Typen auf. Die Codierhäufigkeit beträgt hier 22 % des Textes, während sie bei Typ 2 und 3 nur bei 3 % und 7 % liegt (s. Abb. 9). Für beide Proband:innen des Typ 1 sowie eine Proband:in des Typ 3 stellt der Pflegeberuf den Wunschberuf dar. Bei zwei der Bestärkten bestand bereits früh das Interesse Menschen zu helfen oder etwas Gutes zu tun, die restlichen Proband:innen benannten keine dieser Absichten explizit.

Interesse an Medizin

Das Interesse an Medizin weist mit insgesamt 6 % aller Codes eine sehr geringe Präsenz auf. Nur vier Proband:innnen benannten explizit ein Interesse an medizinischen Themen, welches bei drei Proband:innnen eher eine nebensächliche Rolle gespielt hat und nicht als ausschlaggebend für die Berufswahl anzusehen ist.

Auffällig ist, dass dieser Code bei den Beständigen gar nicht vorkam (s. Abb. 9). Die einzige Probandin, für die das Interesse an Medizin von besonderer Relevanz war, ist Typ 3 zugeordnet und strebt nach der Ausbildung ein Medizinstudium an.

Freunde und Familie

Freunde und Familie stellten für zehn von elf Proband:innen einen deutlichen Einfluss auf ihre Berufswahl dar. Sieben haben Familienangehörige, die selbst in der Pflege tätig sind oder waren und somit eine Vorstellung vom Berufsbild vermitteln konnten. Fünf Proband:innen wurden jedoch auch von ihrem sozialen Umfeld vor dem Beruf und der hohen Arbeitsbelastung gewarnt bzw. von einer Pflegetätigkeit abgeraten: „[…] weil es ist eben kein einfacher Beruf. Aber trotzdem. Also ich habe gesagt, ich werde es auf jeden Fall machen. Und dann wurde ich natürlich auch unterstützt" (1-Isabell, Absatz 10). Vier Proband:innen wurden hingegen bei der Berufswahl unterstützt und in der Entscheidung bestärkt.

Trotz der unterschiedlichen Codierhäufigkeit zwischen den drei Typen weisen diese inhaltlich keine deutlichen Unterschiede auf (s. Abb. 9).

7.2 Erleben des Berufes

Mit der folgenden Hauptkategorie wird das subjektive Erleben des Berufes durch die Befragten abgebildet. Dabei benannte Aspekte sind der erlebte kollegiale Umgang hinsichtlich des Arbeitsklimas, die berufliche Vielfalt, die Auswirkungen des Berufes auf das Privatleben und die Belastung durch die Arbeitsbedingungen. Mit Blick auf die Forschungsfragen sind die Bedeutung und Auswirkungen dieses subjektiven Erlebens auf berufliche Entwicklungsprozesse von Interesse. Das Erleben wurde insgesamt 84-mal codiert.

7.2 Erleben des Berufes

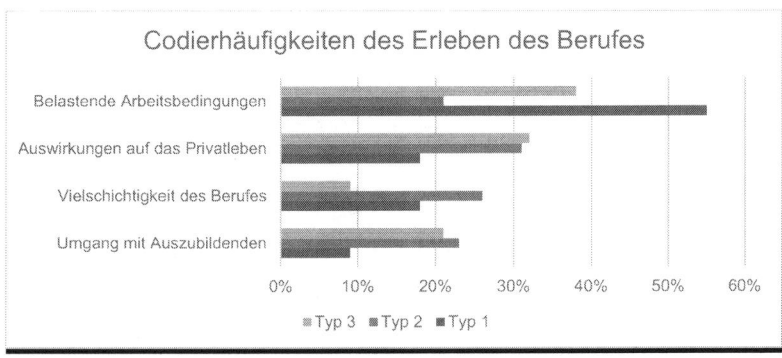

Abbildung 10: Codierhäufigkeiten des "Erleben des Berufes" (eigene Darstellung)

Umgang mit Auszubildenden

Den Umgang mit Auszubildenden erleben die Befragten sehr unterschiedlich. Einige beschreiben „[…] dass, ja man auf gut Deutsch wirklich verheizt wird." (9-Leyla, Absatz 26). Insbesondere darunter, dass sie für die „Drecksarbeit" (2-Lydia, Absatz 48) herumgeschickt werden, häufig zum Aushelfen auf andere Stationen ausgeliehen werden und wenig neues gezeigt bekommen, leidet ihre Ausbildung stark. Vereinzelt berichteten die Befragten von respektlosem und demütigendem Verhalten, was bei einer Probandin beinahe zum Ausbildungsabbruch geführt hat. Im Gegensatz dazu stehen Berichte von engagierten Integrationsbemühungen und hoher Anleitungsbereitschaft seitens Arbeits-/Teamkolleg:innen, was als besonders wichtig für den Ausbildungsprozess eingestuft wurde.

Diese unterschiedliche Wahrnehmung zieht sich durch alle Typen hindurch (s. Abb. 10).

Vielschichtigkeit des Berufes

Von acht der elf Proband:innen wurde der Beruf als sehr vielseitig und abwechslungsreich beschrieben und viele Alleinstellungsmerkmale identifiziert. Dazu wurden exemplarisch benannt: Arbeitsbereiche, Arbeitsabläufe, das Altersspektrum der Patient:innen, die unterschiedlichen Krankheitsverläufe und Schicksale, die hohe Diversität und die vielfältigen Rollen, die sie als Pflegeperson einnehmen. Darüber hinaus wurden die Aufstiegschancen von den Proband:innen als eindeutige Vorteile des Berufes benannt. Einige berichteten davon, von dieser Vielfalt überrascht gewesen zu sein und dass ihre Erwartungen deutlich übertroffen wurden: „Und von daher hat er sich übererfüllt. Ich bin der Meinung, das ist einer der buntesten Berufe, die man haben kann." (8-Luca, Absatz 35).

Insbesondere unter den Bestärkten berichteten mehrere Proband:innen von dieser nicht erwarteten positiven Vielfältigkeit.

Auswirkungen auf das Privatleben

Die benannten Auswirkungen des Berufes auf das Privatleben lassen sich in die drei Dimensionen einteilen: die Zeit, die Psyche und die Gesprächsthemen. Zeitliche Auswirkungen ergeben sich insbesondere durch den Schichtdienst, das Arbeiten an Wochenenden und Feiertagen, oder auch durch kurzfristige, außerplanmäßige Einsätze. Die Befragten gaben an, deshalb weniger Zeit mit Freunden und Familie oder Hobbys zu verbringen und einen veränderten Schlafrhythmus zu entwickeln, außerdem muss die private Terminplanung flexibler gestaltet werden. Als Vorteil dieser flexiblen Arbeitszeiten wurde von den Befragten, die daraus resultierende Möglichkeit zur Wahrnehmung von Behördenterminen wahrgenommen. Sieben von elf Proband:innen nahmen diese zeitlichen Auswirkungen als Einschränkung wahr. Die psychischen Auswirkungen beschränken sich auf besonders belastende emotionale Ereignisse, „wenn natürlich irgendwas Schlimmes passiert oder irgendwelche schweren Schicksale und dann nimmt man das natürlich schon auch mal mit nach Hause" (7-Helena, Absatz 47), von denen sich die meisten der Proband:innen jedoch privat gut distanzieren können. Außerdem gaben die Befragten als Auswirkung der Pflegetätigkeit auf das Privatleben an, des Öfteren nach fachlichem Rat gefragt zu werden. Weiter bedingt der pflegerische Erfahrungshintergrund viele inhaltliche Anknüpfungspunkte mit Personen des privaten Umfelds, die selbst im Gesundheitsbereich tätig sind.

Die Beständigen gaben an, Auswirkungen auf das Privatleben wahrzunehmen, nehmen diese aber gerne in Kauf und nehmen darin keine starke Belastung wahr. Die Bestärkten nehmen die Auswirkungen zwar überwiegend als Einschränkung wahr, die sie aber akzeptieren und in den Lebensalltag integrieren können. Alle Befragten des dritten Typs nehmen die Auswirkungen des Berufes insbesondere durch die Arbeitszeiten als starke Einschränkung wahr.

Berufliche Belastungen

Die von den Proband:innen eindeutig am häufigsten genannte Belastung (s. Abb. 10) stellt der Personalmangel in der Pflege dar, unter der die Arbeitsabläufe und insbesondere die Patientenversorgung merklich leidet: „Wenn wenig Personal und das Personal ebenso am Limit läuft, passieren dann einfach irgendwann Fehler. Und ich glaube, dass die Menschen dann auch darunter leiden werden" (4-Marie, Absatz 34). Durch die Corona-Pandemie und auch mit Blick auf die demographischen Entwicklungen befürchten die Auszubildenden eine weitere Verschlechterung der Situation in der Zukunft. Außerdem äußerten sie ihre Überraschung gegenüber dem Ausmaß der Personalsituation, welche die Proband:innen im Vorfeld nicht bewusst wahrgenommen hatten. Als besondere Belastung nehmen die Auszubildenden außerdem lange Dienstblöcke und wenige freie Tage wahr. Alle Befragten gaben an, sich in irgendeiner Weise durch den Beruf belastet zu fühlen. Unterschiede in der wahrgenommenen Belastung zeigen sich darin, dass die einzige Probandin mit Vertiefungsschwerpunkt in der Altenpflege, welche dem ersten Typ zugeordnet ist, als Hauptproblem die Folgen der Personalsituation für die Bewohner aufgezeigt hat. Die zweite Probandin des ersten Typs nimmt hingegen Einbußen in ihrer Ausbildung in der Pädiatrie wahr, da sie häufiger in anderen Fachbereichen einspringen muss. Proband:innden des zweiten Typs berichteten vermehrt von ihrer persönlichen Belastung durch die Situation. Die Proband:innen des dritten Typs sehen in den beruflichen Belastungen ein großes Problem, welches es nicht erlaubt, den Beruf nach den individuellen Vorstellungen auszuüben.

7.3 Berufsverständnis

Anhand der Vorstellung von Werten und Eigenschaften des Berufes lässt sich das Berufsverständnis der Auszubildenden erfassen. Benannt wurden die Bedeutung der beruflichen Selbstdarstellung, die Patienten-/ und Klientenzentrierung des pflegerischen Handelns sowie Charaktereigenschaften, die dem Beruf zugeschrieben und über die verfügt werden. Diese Beschreibungen weisen auf die Verbundenheit der Befragten mit ihrem Beruf hin. Mit 56 vergebenen Codes stellt diese Hauptkategorie den kleinsten Anteil des Datenmaterials dar.

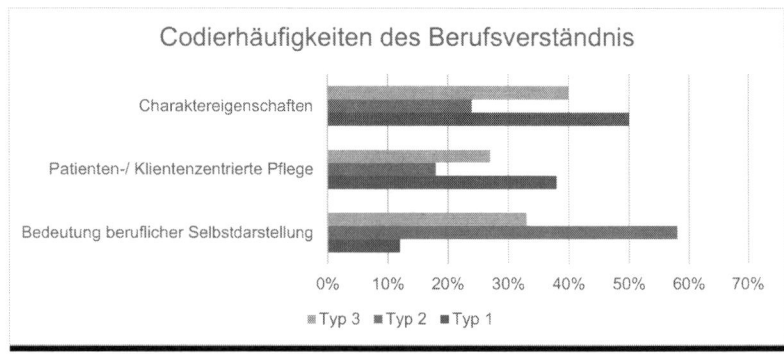

Abbildung 11: Codierhäufigkeiten des "Berufsverständnis" (eigene Darstellung)

Bedeutung beruflicher Selbstdarstellung

Die Befragten legten insgesamt großen Wert darauf, den Beruf nach außen in ein besseres Licht zu rücken, indem sie ihn vielfältig, komplex und verantwortungsvoll darstellten: „Ich finde auch, dass er [der Beruf] oft missverstanden wird, dass man nur denkt Arsch abwischen, also das könnte ich jetzt nicht." (2-Lydia, Absatz 46). Wenn sie den Beruf beschreiben, zeichnen sie ein umfassendes Bild der pflegerischen Aufgabenbereiche, welches dadurch ausgezeichnet ist, Menschen in allen Lebenslagen zu unterstützen. In Bezug auf die verschiedenen Versorgungsbereiche zeichnet sich eine unterschiedliche Wahrnehmung ab, welche der Altenpflege im Vergleich zu den anderen Bereichen als weniger medizinisch geprägtes Tätigkeitsfeld, eine geringere Komplexität zuspricht und sich auch in der Darstellung des Berufes nach außen widerspiegelt: „Deswegen erzähle ich wenig über die Pflege an sich. Da erzähle ich gerne über die spannenden Dinge, die passiert sind, wie: „Wir hatten einen Notfall und medizinisch gesehen war da total viel los"" (2-Lydia, Absatz 56). Gleichzeitig sehen die Befragten die Pflege selbst als eigenständige Berufsgruppe an, die den Ärzten nicht untergeordnet ist und einen eigenen fachlichen Auftrag besitzt.

Insgesamt wird es seitens der Proband:innen als großes Problem gesehen, dass die pflegerische Berufsgruppe eine sehr passive und sogar kritische Selbstdarstellung betreibt, die bereits früh an Auszubildende weitergegeben wird und starke Auswirkungen auf die Wahrnehmung in der Gesellschaft hat: „Es ist mir in keinem anderen Beruf bisher so passiert, dass das eigene Wirken und Arbeiten so negativ verkauft wird." (8-Luca, Absatz 105).

Auch die Präsentation des eigenen Betriebes wurde als wirtschaftlich relevant eingestuft. Die neue Berufsbezeichnung Pflegefachperson ist für viele noch nicht im Sprachgebrauch verankert. Die Berufsbezeichnungen Krankenschwester, Krankenpfleger:in und Pflegefachperson finden gleichermaßen Anwendung, wobei die neue Berufsbezeichnung von den Befragten vornehmlich im Fachgespräch und weniger in der Alltagskommunikation verwendet wird aufgrund der aktuellen Unbekanntheit in der breiten Öffentlichkeit.

Die Bestärkten messen der Darstellung des Berufsbildes in der Öffentlichkeit die größte Bedeutung zu, während diese bei den Beständigen kaum eine Rolle spielt und von den Ungebundenen unterschiedlich eingeschätzt wird (s. Abb. 11).

Patienten-/ Klientenzentrierte Pflege

Sieben der elf Proband:innen benannten das Wohlbefinden, die Bedürfnisse oder die Selbstbestimmung der Patient:innen oder Klient:innen als handlungsleitend. Sie legen besonderen Wert auf einen respektvollen und verständnisvollen Umgang und das Sicherstellen einer guten Patientenversorgung nach „bestem Wissen und Gewissen" (4-Marie, Absatz 44). Ihnen ist wichtig, dass die Patient:innen mit der Versorgung zufrieden sind und nicht das Gefühl vermittelt bekommen,

„dass [sie] einfach nur ja eine Dose in der Fabrik [sind], die schnell abgearbeitet wird" (9-Leyla, Absatz 33).

Alle Befragten des ersten Typs und vier der fünf Befragten des zweiten Typs benannten diese hohe Relevanz der Patientenzentrierung und begründeten deren Bedeutung für die Patienten. Im Gegensatz dazu thematisierte nur eine der Befragten des dritten Typs dies.

Charaktereigenschaften

Charaktereigenschaften, die die Befragten dem Beruf zugewiesen und für Angehörige des Berufes als unerlässlich erachtet haben, sind Empathie, Hilfsbereitschaft, Offenheit, Geduld, Adaptabilität und Resilienz: „Und ja, dass man einfach mit Leidenschaft und Freude, mit Herzblut dabei ist" (1-Isabell, Absatz 54). Außerdem wurde eine respektvolle Grundhaltung und ein professioneller Umgang mit Scham und Ekel sowie Tod und Sterben als Voraussetzung beschrieben: „Ich denke, wenn man nicht individuell auf die Leute eingeht, ist man ein bisschen falsch hier, das würde ich sagen, würde ich mich auf jeden Fall individuell drauf münzen." (11-Jannis, Absatz 21).

Unabhängig von den Codierhäufigkeiten liegt unter den verschieden Typen in Bezug auf die benannten Charaktereigenschaften eine große Einigkeit vor.

7.4 Bewältigung beruflicher Entwicklungsherausforderungen

Anhand dieser Hauptkategorie stellt sich dar, wie die Auszubildenden mit beruflichen Herausforderungen umgehen, was ihnen hilft und welche Bedeutung solche Erfahrungen auf ihre berufliche Entwicklung und die Entstehung von Handlungskompetenz haben. Benannte Bewältigungsstrategien sind das Übernehmen von Verantwortung, intrinsische Kompensationsstrategien, sozialer Rückhalt sowie institutionelle und kollegiale Unterstützung. Der Code wurde insgesamt 81-mal vergeben.

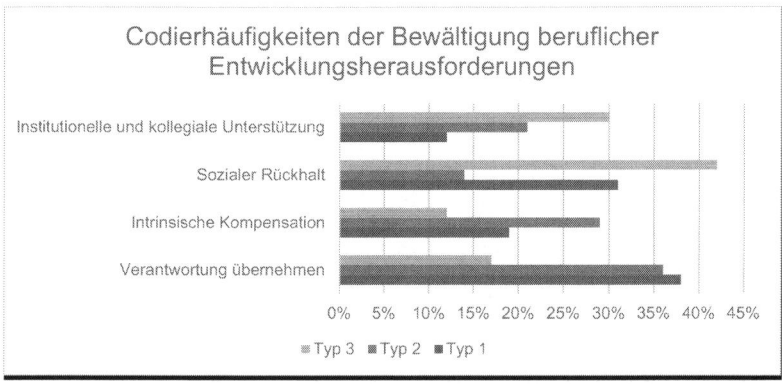

Abbildung 12: Codierhäufigkeiten der "Bewältigung beruflicher Entwicklungsherausforderungen" (eigene Darstellung)

Verantwortung übernehmen

Sieben der elf Proband:innen erlebten Situationen in denen sie eigenständig und selbstbestimmt arbeiten können als besonders wertvoll für die Entwicklung von Handlungsfähigkeit. In solchen Situationen wird Verantwortung für das eigene Handeln übernommen und strukturiertes selbständiges Arbeiten erlernt. Die Proband:innen beschrieben dabei die elementare Bedeutung des pflegeprofessionellen Handelns gerade in Belastungssituationen: „Also ich habe mir abgewöhnt, mich einfach zu stressen und mir den Stress anmerken zu lassen. Sondern ich nehme die Herausforderung an und versuche das Beste daraus zu machen, ohne dass irgendwie irgendwer darunter leiden muss, der eigentlich nichts dafür kann." (4-Marie, Absatz 36). Das Übertragen bzw. Übernehmen von verantwortungsvollen Aufgaben auch aufgrund von Personalengpässen, wurde als wertschätzend und wertvolle Lernerfahrung wahrgenommen: „Und dann sind das aber jetzt auch keine Hiwi-Aufgaben gewesen oder so, sondern man hat Vertrauen geschenkt. Und das gibt einem ja auch Selbstwertgefühl, wenn man Vertrauen geschenkt bekommt." (3-Sara, Absatz 29).

Die Proband:innen des ersten und zweiten Typs beschrieben Veränderungs- und Entwicklungsprozesse die durch diese Erfahrungen gefördert wurden und zur Entwicklung einer Handlungssicherheit beigetragen haben. Zwei Proband:innen des dritten Typs streben vermehrt selbstständiges Arbeiten an, bei dem ihnen „[…] nicht jeder auf die Finger guckt […]" (6-Norman, Absatz 54), die anderen beiden äußerten sich hingegen nicht zu diesem Punkt (s. Abb. 12).

Intrinsische Kompensation

Die Auszubildenden berichteten von persönlichen Strategien der Kompensation von herausfordernden Situationen. Viele der Befragten legen darauf Wert Berufliches von Privatem zu trennen und eine emotionale Distanz zu den Schicksalen der Patienten zu wahren: „Aber ansonsten erzähle ich eigentlich gar nichts von der Arbeit, weil ich, wenn ich zuhause bin, dann bin ich zu Hause. Und dann ist die Arbeit, die Arbeit. […] Also ich komme dann auf der Autofahrt, während der Autofahrt schon runter und überlege, wie (…) ja, wie der Tag jetzt war, und dann mache ich das für mich selbst aus." (1-Isabell, Absatz 46). Zwei Probandinnen gaben an, Probleme damit zu haben sich von der Arbeit zu distanzieren, sie denken auch zu Hause noch häufig darüber nach und fühlen sich dadurch stark belastet. Zwei Proband:innen berichteten von Konfliktsituationen mit Patient:innen oder Kolleg:innen, in denen sie, um eine Eskalation der Situation zu verhindern, sich selbst zurückgenommen und so einen Eklat verhindert haben: „Also oft lasse ich das über mich ergehen und wie es auch bekannt ist, oft, dass wir Schüler dann auf die Toilette gehen, uns mal die Augen ausweinen und dann weitermachen." (2-Lydia, Absatz 62).

Die beiden benannten Proband:innen, denen das Distanzieren von der Arbeit schwerfällt gehören beide dem zweiten Typ an, ansonsten lassen sich keine Zusammenhänge zwischen den Typen und ihren Angaben finden.

Sozialer Rückhalt

Der soziale Rückhalt durch die Familie und den Freundeskreis, mit denen die Auszubildenden über ihre Erlebnisse der Arbeit sprechen können, bei denen sie sich „beschweren" (11-Jannis, Absatz 51) können, aber auch schöne und spannende Erlebnisse teilen können, stellten einen wichtigen und häufig benannten Faktor im Umgang mit beruflichen Herausforderungen dar. Auch die Befragten, die insgesamt eher weniger über ihre Arbeit sprechen, erzählen zu Hause von prägenden Ereignissen, die sie in besonderer Weise bewegt haben. Dazu gehören spannende und erfreuliche Erlebnisse, aber auch emotional herausfordernde und belastende Situationen. Diese Sicherheit des familiären Rückhalts stellt für viele eine große Stütze dar: „Einfach, um das ein bisschen besser zu verarbeiten." (1-Isabell, Absatz 46).

Bei allen Typen finden sich Personen wieder, die im Austausch mit Freunden und Familie sowohl fachlich interessante als auch psychisch belastende Erlebnisse verarbeiten.

Institutionelle und kollegiale Unterstützung

Acht von elf Proband:innen gaben an, sich auf institutionelle und kollegiale Unterstützung verlassen zu können, wenn dies vonnöten sein sollte. Zum einen wurde davon berichtet, sich Hilfe oder Anleitung bei der Umsetzung beruflicher Tätigkeiten durch Kollegen einfordern zu können. Zum anderen sind sich die Proband:innen im Zweifelsfall der Unterstützung durch ihre Schule sicher. Ein Austausch über psychisch belastende und herausfordernde Situationen wird vornehmlich mit Klassenkamerad:innen durchgeführt. Mit Kolleg:innen werden diese Themen nur beim Bestehen einer besonders guten Beziehung thematisiert: „Ich spreche halt eigentlich weniger mit Kollegen über so etwas, außer es bietet sich halt irgendwie an und man hat halt einen Draht also diesen bestimmten Draht zu jemandem auf der Arbeit." (5-Andreas, Absatz 58).

Von institutioneller und kollegialer Unterstützung berichteten alle drei Typen.

7.5 Berufszufriedenheit

Die Auszubildenden machten ihre Zufriedenheit mit dem Beruf an vier Merkmalen fest: dem Arbeitsklima, der Freude an der Arbeit selbst, Handlungsfähigkeit und der Wirksamkeit und Sinnhaftigkeit ihrer Arbeit. Diese Hauptkategorie zeigt auf, was den Auszubildenden wichtig ist, um eine dauerhafte Zufriedenheit im Beruf zu erreichen. Insgesamt wurden Aspekte der Berufszufriedenheit 69-mal codiert.

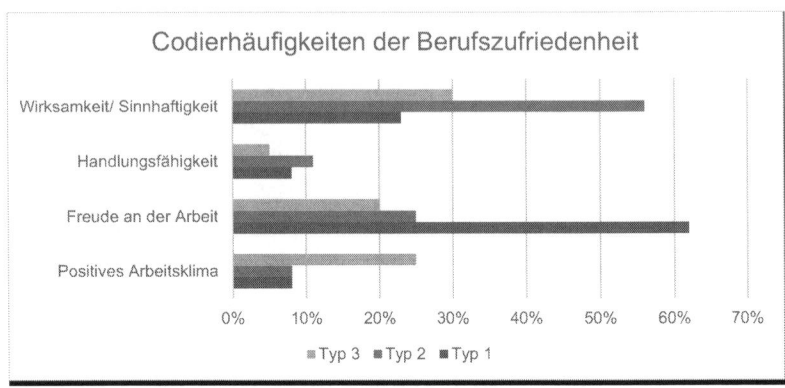

Abbildung 13: Codierhäufigkeiten der "Berufszufriedenheit" (eigene Darstellung)

Positives Arbeitsklima

Für die Befragten war es wichtig, sich vom Team aufgenommen zu fühlen und Teil eines konstruktiven kollegialen Miteinanders zu sein. Sie erwarten, dass die Kolleg:innen Freude an ihrem Beruf haben und daran ihr Wissen weiterzugeben. Diese Voraussetzungen wurden als wichtig für das Wohlbefinden auf der Arbeit und für einen erfolgreichen Lerngewinn benannt. Für die Befragten war ein respektvoller Umgang im interprofessionellen Team besonders wichtig, um eine angenehme Arbeitsatmosphäre zu erreichen. Außerdem wurde Wert auf ein harmonisch entspanntes Miteinander gelegt, dass Rückzugspausen aus dem Arbeitsfluss ermöglicht, „dass man auch so ein bisschen sich mal distanzieren kann" (6-Norman, Absatz 55). Ein gutes Verhältnis zu den Kollegen fördert die Arbeitsmotivation.

Bei Typ 3 wurde dieser Code am häufigsten vergeben (s. Abb. 13) und am ausführlichsten dargestellt, von Typ 2 wurde er von einem Probanden als besonders relevant hervorgehoben und von Typ 1 nur beiläufig erwähnt.

Freude an der Arbeit

Die Freude an der Arbeit resultiert nach Angaben der Proband:innen zum einen aus der Ausführung vieler verschiedener fachspezifischer Tätigkeiten, die durch ihre hohe Vielfalt sehr abwechslungsreiche Anforderungen mit sich bringen. Drei der Befragten sagten über sich, dass sie lieber viel als wenig zu tun haben. Proband:innen, die sich auf einen Versorgungsbereich spezialisiert haben, beschrieben insbesondere ihre Freude an der Arbeit mit der spezifischen Patientengruppe. So wurde vor allem die Arbeit mit Kindern als „[…] so viel lebensbejahender" (8-Luca, Absatz 23) beschrieben. Zum anderen resultiert die Freude an der Arbeit aus der Freude am zwischenmenschlichen Kontakt und der individuellen Interaktion: „Und natürlich kommt man dann, wenn man die [Patienten] täglich betreut, mal ein bisschen mehr ins Reden, kriegt die dann privat persönlich ein bisschen mehr mit und hat dann auch ein ganz anderes Patientenverhältnis" (11-Jannis, Absatz 8). Insgesamt berichteten sieben der Befragten von ihrer großen Freude an der Arbeit.

Das deutliche Hervorstechen der prozentualen Textanteile dieses Codes unter Typ 1 (s. Abb. 13) zeigt den hohen Gesprächsanteil bezüglich dieser Thematik an, was darauf hinweist, dass für Typ 1 die Freude an der Arbeit hier deutlich überwiegt. Zudem benannten beide Proband:innen des ersten Typs ihre Liebe zum Beruf: „Liebe, ich würde einfach Liebe zum Beruf sagen." (4-Marie, Absatz 26).

Handlungsfähigkeit

Fünf der Proband:innen berichteten von Momenten in denen aufgrund von erfolgreichem fachpraktischem Handeln die eigene Handlungsfähigkeit bewusst wahrgenommen wurde, als Momente großer Freude und Zufriedenheit. Sich in der Lage zu fühlen, neue Tätigkeiten selbständig umsetzen zu können und deren Hintergründe zu verstehen, erfüllt die Proband:innen mit Stolz: „Also viele Sachen, wo ich gemerkt habe, dass, wenn die Examinierte, das nicht gemacht hat und du als Schüler das machen kannst" (2-Lydia, Absatz 34).

Diese Form der Zufriedenheit kommt bei allen Typen vor.

Wirksamkeit/ Sinnhaftigkeit

Jede:r der Proband:innen benannte Aspekte der Wirksamkeit oder Sinnhaftigkeit als starken Einflussfaktor für die Zufriedenheit im Beruf. Diese basiert vor allem darauf, mit ihrer Arbeit etwas zu bewirken und den Patient:innen oder Bewohner:innen in irgendeiner Weise etwas Gutes zu tun und dazu beizutragen, dass sich deren Situation verbessert. Diese Fortschritte und Erfolge, die durch den eigenen Beitrag bei den Menschen erreicht werden, wirken stark motivierend, die ihre Arbeit fortzuführen: „Ich bin einfach in dieser Situation dann zufrieden, weil ich weiß, den Menschen geht es dadurch ein Stück weit besser. Und das macht mich dann einfach auch ein bisschen froh, wenn ich weiß, ich habe dem Menschen in diesem Moment geholfen" (10-Daria, Absatz 24). Viele benannten Dankbarkeit oder Lob von Patient:innen, Kolleg:innen oder dem privaten Umfeld als Bestätigung für die Sinnhaftigkeit ihrer Arbeit. An dieser Stelle beschrieben die Proband:innen auch die Anerkennung, die von Freunden oder Familie für den Beruf entgegengebracht wird als bestärkend und motivationsfördernd.

Jede:r einzelne Proband:in betonte die große Bedeutung dieser Wirksamkeit für ihre Zufriedenheit im Beruf. Die hierzu codierten Anteile der Texte machen bei Typ 2 und 3 die Hälfte innerhalb dieser Hauptkategorie aus (s. Abb. 13). Proband:innen des dritten Typs benannten zusätzlich den Respekt für ihre Arbeit als wichtigen Faktor.

7.6 Bedeutung der Generalistik für die Identifikation

Diese Hauptkategorie erfasst die berufliche Identitätsentwicklung der Auszubildenden in Bezug auf ihre gewählten Versorgungsschwerpunkte sowie deren Wahrnehmung des generalistisch aufgebauten Ausbildungsmodells. Die benannten Aspekte der Auszubildenden lassen sich anhand der vier Subkategorien darstellen: Entwicklung beruflicher Identität und Berufsperspektiven, beständiges berufliches Zugehörigkeitsgefühl, Kritik an der Aufteilung der praktischen Ausbildung und wahrgenommene Unsicherheit. Innerhalb dieser Hauptkategorie wurden 87 Codes vergeben.

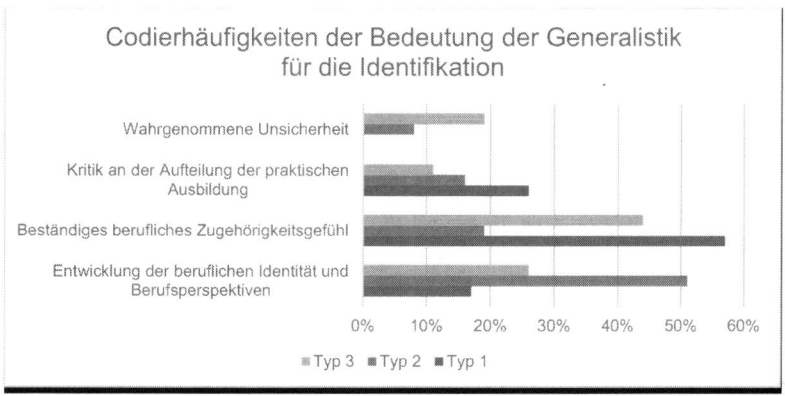

Abbildung 14: Codierhäufigkeiten der "Bedeutung der Generalistik für die Identifikation" (eigene Darstellung)

Entwicklung der beruflichen Identität und Berufsperspektiven

Zehn der elf Befragten erkannten durch die generalistische Ausbildung einen Zuwachs ihrer beruflichen Identität. Die meisten sahen die tiefgreifenden Einblicke in alle Versorgungsschwerpunkte als Bereicherung an und nahmen hierdurch eine Veränderung ihres Berufsbildes der Pflege wahr. Der allgemeine pflegerische Auftrag wurde als bereichsübergreifend gültig anerkannt, wobei jedem Bereich spezifische Besonderheiten zugeschrieben wurden, welche in den anderen Bereichen weniger präsent waren. Insbesondere über die Langzeitpflege berichteten einige Proband:innen, einen größeren Respekt vor diesem Bereich entwickelt zu haben, da ihnen durch die Einblicke dessen Aufgabenspektrum erst bewusst wurde. Einige berichteten von schönen Erfahrungen, die sie in der Langzeitpflege sammeln konnten. Drei der Befragten mit generalistischem Schwerpunkt konnten sich in der Zukunft eine Tätigkeit in der Langzeitpflege vorstellen. Allerdings strebt diese niemand von ihnen direkt nach dem Examen an, da sie für den Berufseinstieg einen Arbeitsbereich ins Auge fassen, der ein größeres fachliches Anforderungsniveau und einen höheren Lerngewinn mit sich bringt. Eine Tätigkeit in der Pädiatrie konnten sich ebenso drei Proband:innen mit generalistischem Schwerpunkt vorstellen. Ein Proband hat aus diesem Grund seinen Vertiefungsschwerpunkt bereits in der Ausbildung zur Pädiatrie gewechselt, da er im Rahmen der pädiatrischen Arbeit seine Freude an der Arbeit mit Kindern entdeckt hat: „Und dann hab ich gesagt, ich würde schon gerne wechseln wenn 's geht. Weil hier ist mein Herz. Also hier in der Kinderklinik fühle ich mich super wohl. Ich mag es wie hier gearbeitet wird. Aber es war auch gut, dass ich beides gesehen hatte, muss ich ganz ehrlich sagen. Also der Weg war doch gut. Weil ich mir dann doch sicher war, dass Kinderkrankenpflege für mich der Weg ist. Aber um dann das andere eben doch ausschließen zu können" (8-Luca, Absatz 18). Häufig wurde die EU-weite Anerkennung als positiver und bereichernder Aspekt des generalistischen Ausbildungsmodells benannt. Ebenso wurde die Möglichkeit zur freien Wahl ihres späteren Arbeitsbereiches als Vorteil benannt, selbst wenn die Auszubildenden angaben, sich keinen anderen Versorgungsbereich für sich vorstellen zu können. Eine Gefahr dieser Option und des Einblicks in alle Bereiche wurde insbesondere für die Altenpflege wahrgenommen, da die Auszubildenden bereits häufig erlebt haben, dass Auszubildende mit Schwerpunkt in der Langzeitpflege, nach ihrem Einsatz im Krankenhaus, einen Wechsel in die Akutpflege anstreben. Auch andersherum wurde davon berichtet, dass Auszubildende der Akutpflege Interesse an der Langzeitpflege entwickelt haben.

Eine Probandin mit Schwerpunkt in der Langzeitpflege berichtete von dem höheren Anspruch der generalistischen Ausbildung im Gegensatz zur reinen Altenpflegeausbildung, worin sie einen Mehrwert wahrnimmt: „Also ich finde, an sich finde ich das eine sehr gute Sache, weil ich den Vergleich eben noch sehe. Wir haben halt noch die letzten Züge Altenpflege hier und ich jetzt in der Generalistik. Man lernt in der generalistischen Ausbildung tatsächlich viel, viel mehr als in der normalen Altenpflege. Vom fachlichen gesehen her, würde ich jetzt einfach mal so in den Raum stellen" (4-Marie, Absatz 20).

Die Probandinnen des ersten Typs sehen zwar Entwicklungsmöglichkeiten durch die Generalistik und konnten ihre berufliche Identität zum Teil weiterentwickeln, wobei sich jedoch keinerlei Auswirkungen auf ihre Wahl des Versorgungsbereiches eingestellt haben. Beim zweiten Typ haben sich deutlich größere Entwicklungen ergeben, die mit einer größeren Offenheit den anderen Versorgungsbereichen gegenüber einhergehen und die Einblicke in den Bereichen als stärkere Bereicherung hervorhebt. Auch die Codierhäufigkeit des zweiten Typs weist auf diese Tendenz hin (s. Abb. 14). Beim dritten Typ wurden ebenso Veränderungen beschreiben und eine Weiterentwicklung des Berufsbildes und der beruflichen Identität dargestellt, die Berufsbindung an einen Versorgungbereich bleibt jedoch beständiger als beim zweiten Typ.

Beständiges berufliches Zugehörigkeitsgefühl

Im Gegensatz zur Erweiterung des beruflichen Tätigkeitsspektrums beschrieben auch einige Auszubildende, aufgrund der Einblicke in den anderen Versorgungsbereichen, eine Sicherheit in ihrem beruflichen Zugehörigkeitsgefühl entwickelt zu haben. So beschrieben sieben Proband:innen sich trotz teilweise guter Erfahrungen keinen Wechsel in einen anderen Versorgungsbereich vorstellen zu können. Auch der Proband, der seinen Vertiefungsschwerpunkt zur Pädiatrie verlegt hat, stellte seine starke Verbundenheit mit der Pädiatrie dar, die er im Laufe der Ausbildung für sich entdeckt hat. Die Begründung für das Festhalten an den beruflichen Plänen steht häufig in Zusammenhang mit dem zugehörigen Tätigkeitsfeld. Die Proband:innen mit Schwerpunkt in der Akutpflege oder Pädiatrie beschrieben diese Bereiche als anspruchsvoller, komplexer und abwechslungsreicher als die Langzeitpflege. Was sie von der Altenpflege abhält, ist vor allem die sehr geringe Fluktuation im Klient:innenkreis, die die Gefahr einer zu starken Bindung birgt. In der Pädiatrie wurde vor allem die geringe Identifikation mit der Versorgung erwachsener Menschen und die Besonderheit des Umgangs mit Kindern benannt. In der Akutpflege sehen die Befragten den medizinischen Schwerpunkt häufig als reizvoll an. Die einzige Probandin mit Schwerpunkt in der Altenpflege begründete ihre Verbundenheit mit dem Bereich vor allem in ihrer fest verankerten Liebe zur Altenpflege. Zudem gab diese Probandin an, eine weiterhin vorherrschende Spaltung der Versorgungsbereiche wahrzunehmen, die mit einer geringeren Wertschätzung der Altenpflege einhergeht.

Im Kontrast zur vorherigen Subkategorie wurde diese deutlich seltener beim zweiten Typ codiert (s. Abb. 14), was mit deren weniger fest verankerten Zugehörigkeit zu einem Versorgungsbereich einhergeht. Beide Probandinnen des ersten und drei der vier Proband:innen des dritten Typs weisen eine hohe Beständigkeit in ihrer beruflichen Zugehörigkeit zu einem Versorgungsbereich auf.

Kritik an der Aufteilung der praktischen Ausbildung

Sieben Proband:innen übten Kritik an der Gestaltung der praktischen Ausbildung der Generalistik. Besonders häufig wurde eine zu lange Dauer der Ausbildungseinsätze in der Langzeitpflege bemängelt, die weit über eine ihrer Meinung nach als sinnvoll erachtete Zeit hinausgeht, um einen Eindruck des Bereiches zu erhalten. Dadurch befürchten sie, dass ihre Ausbildung im gewünschten Einsatzbereich leidet und ihnen in dieser Zeit Wissens- und Fähigkeitenerwerb verloren gehen: „Und ich war insgesamt wirklich ein Jahr nicht da. Also nicht im Krankenhaus, obwohl ich halt im Krankenhaus sein will. […] weil man ja dann auf die Prüfung zugeht. Und wenn man dann halt auch nichts mehr lernt oder nicht in Übung bleibt" (5-Andreas, Absatz 96). Gleichzeitig bemängelten sie den vergleichsweise kurzen Einblick in die Pädiatrie, den sie mit einem Vertiefungsschwerpunkt in der Generalistik oder Langzeitpflege erhalten. Viele gaben an, sich aufgrund der kurzen Zeit weder mit dieser identifizieren zu können, noch dazu in der Lage zu fühlen, den Anforderungen dieses Bereiches gerecht werden zu können. Insgesamt wurde bemängelt, dass auch Auszubildenden ohne Vertiefung in der Pädiatrie das Arbeiten in diesen Bereichen ermöglicht wird.

Auch wenn die prozentuale Verteilung dieses Codes unter den Typen unterschiedlich ausfällt (s. Abb. 14), lassen sich keine nennenswerten Unterschiede zwischen den Typen festmachen.

Wahrgenommene Unsicherheit

Neben der allgemeinen Kritik an der Ausbildungsgestaltung äußerten fünf Proband:innen die wahrgenommene Unsicherheit der Ausbildungseinrichtungen in Bezug auf die konkrete Umsetzung der generalistischen Ausbildung. Einige Proband:innen fühlen sich gewissermaßen als „Versuchskaninchen" (11-Jannis, Absatz 12), da sie sich in den ersten Kursen befinden, die nach dem Pflegeberufegesetz ausgebildet werden. Diese Tatsache sorgt ihrer Einschätzung nach sowohl bei Lehrenden als auch Praxisanleitenden und anderen Kolleg:innen für große Unsicherheit, was sich auch auf ihre Ausbildungsprozesse auswirkt. Die Proband:innen bemängelten eine schlecht funktionierende Lernortkooperation, insbesondere zwischen den Pflegeschulen und externen Kooperationspartnern, die beispielsweise Herausforderungen für die Anwendung der Ausbildungsdokumentation und Umsetzung von Praxisbegleitungen mit sich bringt. Außerdem nahmen vereinzelte Proband:innen die Lernplanumstellungen als Qualitätsverlust der Ausbildung wahr. Mit Blick auf ihre Examensprüfungen führen diese Umstände zu einer starken Verunsicherung der Auszubildenden: „Weil wir leiden darunter, weil wir echt nicht wissen, wie unsere Examen gestaltet werden sollen" (2-Lydia, Absatz 84).

Von Typ 1 wurden keine Aussagen bezüglich dieser Unsicherheiten getroffen (s. Abb. 14). Zwei Proband:innen des zweiten Typs benennen diese wahrgenommene Unsicherheit, nehmen jedoch auch bereits Verbesserungen wahr und äußerten, dass ihre Pflegeschule auf Rückmeldungen ihrerseits eingeht und diese in die Entwicklungsprozesse aufnimmt. Typ drei übte insgesamt eine stärkere Kritik an diesen Unsicherheiten und bemängelte eine zu geringe Ausrichtung der Unterrichte an medizinischen Themen.

7.7 Zukunftsperspektive

Aussagen der Proband:innen bezüglich ihrer beruflichen Zukunftspläne und -überlegungen, insbesondere Aussagen zu ihrem geplanten Verbleib oder Ausstieg aus dem Pflegeberuf, wurden anhand dieses Codes erfasst. Außerdem wurden benannte Veränderungswünsche der Auszubildenden für die Ausbildung und den Beruf erfasst. Die hier gesammelten Daten erlauben einen Eindruck von der Berufsbindung der Proband:innen sowie Faktoren von denen diese möglicherweise anhängig ist. Dieser Hauptcode wurde 116-mal erfasst.

7 Forschungsergebnisse

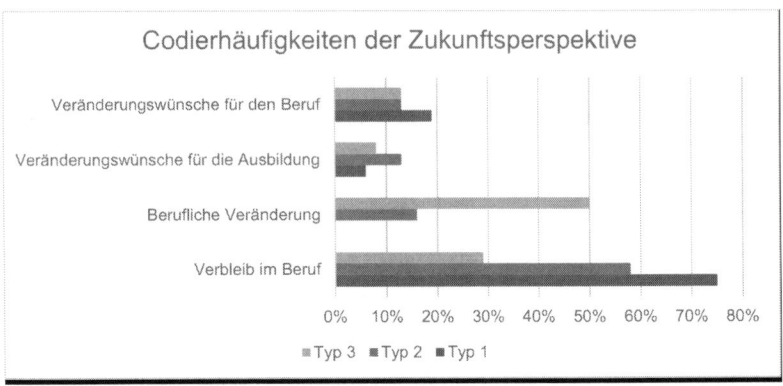

*Abbildung 15: Codierhäufigkeiten der "Zukunftsperspektive"
(eigene Darstellung)*

Verbleib im Beruf

Alle Proband:innen streben einen Verbleib im Beruf für die nächsten Jahre an. Für einige stand bereits fest, dass sie auch in ferner Zukunft noch im Pflegeberuf tätig sein werden. Die meisten der Proband:innen streben in der Zeit nach der Ausbildung unterschiedliche Fort- und Weiterbildungen an und auch der Wechsel des Tätigkeitsbereiches wurde häufig benannt. Einige planen eine berufliche Schwerpunktveränderung z.B. in einem Pflegedienst oder einer Agentur der Pflegekraftvermittlung. Als Erklärung führten sie hierfür die Belastungen des Pflegeberufes an und die Sorge, dass sich die Entwicklung im Pflegebereich negativ auf die eigene Gesundheit auswirkt. Aus diesem Grund werden Arbeitsbereiche angestrebt, die keine zu hohe Arbeitsbelastung beinhalten. Einige formulierten das Ziel, sich über ein Studium oder eine Weiterbildung ein zweites berufliches Standbein aufbauen zu wollen, da ihnen bereits klar ist, dass sie diesen Beruf nicht dauerhaft ausüben möchten. Als wichtigstes Kriterium für den Verbleib im Beruf wurde Zufriedenheit und Wohlfühlen im Beruf und im Team benannt. Wenn dies nicht mehr der Fall ist, sehen sie sich trotz starker Identifikation mit dem Beruf nicht dazu in der Lage, den Beruf weiter auszuüben. Da insbesondere das Arbeitsklima von entscheidender Bedeutung für den Verbleib im Beruf ist, stehen diese Proband:innen auch einem Betriebswechsel offen gegenüber. Auf die Frage, wo sie sich in ihrer Zukunft sehen, antworteten viele mit ihrem Wunsch in der Pflege zu verweilen, jedoch der gleichzeitigen Sorge vor hoher Belastung: „Hoffentlich glücklich, nicht überarbeitet. (lacht) (…) Und (…) Ja, also ich hoffe, dass ich halt echt noch die Motivation habe. Also der Beruf ist schön. Man wird auch immer gebraucht in dem Beruf" (2-Lydia, Absatz 74–75).

Die Probandinnen des ersten Typs, die bereits früh ihre Entscheidung für den Beruf gefällt haben und sich diese Berufsbindung bereits gefestigt hat, halten es für unwahrscheinlich, dass irgendwelche Ereignisse eintreten könnten, die dazu führen, dass sie sich vom Beruf entfernen: „[…] weil der Beruf generell macht mir total Spaß. Und ich finde, das ist das Wichtigste. Also wenn man Leidenschaft, wenn man Freude dafür empfindet, in dem Beruf zu arbeiten, dann finde ich es schwierig zu sagen, wenn das jetzt passiert, dann gebe ich den Beruf auf." (1-Isabell, Absatz 82). Hingegen stellen die Rahmenbedingungen im Tätigkeitsfeld und das Wohlbefinden am Arbeitsplatz für Proband:innen des zweiten und dritten Typs stärkere Einflüsse auf ihren Berufsverbleib dar. Für Proband:innen des dritten Typs steht der Ausstieg aus dem Beruf innerhalb der nächsten Jahre bereits fest.

Berufliche Veränderung

Sieben Proband:innen äußerten sich zu beruflichen Veränderungen, die das Verlassen des Ausbildungsberufs zur Folge haben. Insbesondere aufgrund der belastenden Arbeitsbedingungen möchten sich die Auszubildenden weitere Optionen offen halten um eines Tages den als stressig wahrgenommenen Stationsalltag verlassen zu können. Diese Proband:innen streben für ihre fernere berufliche Zukunft einen Wechsel in eine Managementposition oder in eine Pflegeschule an. Den allgemeinen Bezug zum Pflegeberuf möchten alle mit Ausnahme einer Probandin behalten.

Beim ersten Typ wurden keine Codierungen zu beruflichen Veränderungen vorgenommen (s. Abb. 15). Die Proband:innen des zweiten Typs sehen in diesen beruflichen Veränderungen derzeit eher eine Art zweites Standbein, welches ihnen die Möglichkeit bietet, andere berufliche Wege einzuschlagen, die jedoch zum aktuellen Zeitpunkt noch nicht feststehen. Die Proband:innen des dritten Typs benannten klare Zukunftspläne, die mit beruflichen Veränderungen im Sinne eines Ausstiegs aus ihrem Ausbildungsberuf innerhalb der nächsten Jahre einhergehen.

Veränderungswünsche für die Ausbildung

Die Proband:innen halten die Generalistik insgesamt für ein gutes Konzept, welches jedoch noch nicht endgültig ausgeklügelt ist und noch einiger Anpassungen bedarf. Einerseits wünschen sich die Auszubildenden in Bezug auf die praktische Ausbildungsgestaltung eine Annäherung an die vorherigen Ausbildungsmodelle, die mit einer stärkeren Spezialisierung auf die Vertiefungsschwerpunkte einhergehen. Andererseits sollen die Einblicke in alle Bereiche weiter beibehalten werden und insbesondere der pädiatrische Schwerpunkt enorm verstärkt werden. Eine andere Aufteilung der praktischen Einsätze wird gefordert, um eine stärkere Durchmischung der Einsätze zu erreichen und die empfundene Problematik des mangelnden Lerngewinns in der Altenpflege zu verringern. Eine weitere Forderung betrifft einen Zuwachs an Lehrpersonen sowie eine bessere Gestaltung der Lernortkooperationen, um die Qualität der theoretischen und praktischen Ausbildung zu stärken. Auch die berufliche Selbstdarstellung des Pflegeberufes sowie die Vermittlung eines beruflichen Selbstbewusstseins durch die Lehrenden sollte laut den Befragten stärker in den Blick genommen werden. Insbesondere von den Arbeitskollegen in der Praxis wünschen sich die Auszubildenden einen wertschätzenden Umgang und mehr Engagement und Freundlichkeit bei der Anleitung von Auszubildenden „[...] dass sie nicht verheizt werden, abgestumpft werden, sondern (...) ja, dass man ihnen wirklich das Gefühl gibt, dass sie wichtig sind, auch wichtig für die Zukunft und man sie auch vernünftig anleitet" (9-Leyla, Absatz 65).

Alle drei Typen weisen keine großen Unterschiede in ihren Veränderungswünschen für die Ausbildung auf.

Veränderungswünsche für den Beruf

Der am weitaus häufigsten genannte Veränderungswunsch für den Beruf betrifft die Personalsituation in der Pflege. Die Auszubildenden würden sich wünschen, dass mehr Pflegepersonal zur Verfügung stünde, um insbesondere die Versorgung der pflegebedürftigen Menschen zu verbessern. Ein Wunsch wäre, dass weniger Patient:innen durch eine Pflegeperson versorgt werden müssten. Gleichzeitig ist ihnen jedoch die zugrundeliegende Problematik bewusst, dass zu wenige Menschen den Pflegeberuf ausüben möchten. Um dieser entgegenzuwirken, wird eine Anhebung des Gehaltsniveaus als unumgänglich angesehen. Auch wenn die Proband:innen keine Existenzängste äußerten, sind sie dennoch der Meinung, dass das Gehalt den Anforderungen und der hohen Verantwortung nicht gerecht wird und keine angemessene Würdigung ihrer Arbeit darstellt. Außerdem würde eine Gehaltssteigerung „mal mehr Anreize schaffen, für jüngere vielleicht in den Beruf zu gehen" (11-Jannis, Absatz 30). Einen weiteren Veränderungsbedarf sehen die Proband:innen in der Anerkennung des Berufes durch die Gesellschaft, welche sie in erster Linie der Darstellung und Würdigung durch die Politik zurechnen. Jedoch wird auch die berufliche Selbstdarstellung durch die Pflegenden kritisch hinterfragt und als großes Problem gesehen: „Wenn das ganze Genörgel mal aufhören würde. [...] Und wie gesagt, es geht alles nur um Selbstbewusstsein" (8-Luca, Absatz 102). Insbesondere sollte die Pflege sich nicht mehr weiter als niedrigwertige Berufsgruppe präsentieren und die Gleichwertigkeit mit der Berufsgruppe der Ärzte verdeutlichen. Auf diesen Aspekt sollte mehr Aufmerksamkeit gerichtet werden, um Werbung für den Beruf zu machen und Menschen für die Pflege zu begeistern. In Bezug auf die Schichtarbeit haben die Befragten unterschiedliche Vorstellungen. Insgesamt sind sie aber der Meinung, dass hier ein Anpassungsbedarf besteht, der eine Vereinbarkeit mit dem Privatleben ermöglichen und einen Attraktivitätszuwachs fördern würde. Diese Anpassungen motivieren mehr Menschen für eine Pflegeausbildung und tragen auch zu einer längeren Verweildauer bei.

Bezüglich der Veränderungswünsche für den Beruf weisen die Typen keine nennenswerten Unterschiede auf.

8 Einordnung der Arbeit

In diesem Kapitel erfolgt eine inhaltliche und methodische Einordnung der zuvor systematisch gewonnenen und analysierten Daten. In einer inhaltlichen Auseinandersetzung mit den empirisch ermittelten Ergebnissen unter Bezugnahme bereits bestehender Forschungserkenntnisse soll die Entwicklung von beruflicher Identität und Berufsbindung im Rahmen der generalistischen Ausbildung herausgestellt werden. Unter Berücksichtigung des methodischen Vorgehens dieser Arbeit wird eine Einordnung der Aussagekraft und Reichweite dieser Arbeit vorgenommen sowie Grenzen und offengebliebene Fragen aufgezeigt.

8.1 Inhaltliche Diskussion

Die empirische Untersuchung weist darauf hin, dass bei der Entwicklung von beruflicher Identität und Berufsbindung in der Ausbildung zur Pflegefachperson ein komplexes Zusammenspiel einer Vielzahl an Einflussgrößen vorherrscht, was eine getrennte Betrachtung der beiden Forschungsfragen erschwert. Aus diesem Grund wird nachfolgend eine umfassende Betrachtung aller Ergebnisse vorgenommen und diese in Bezug auf die Entwicklung einer beruflichen Identität und einer Berufsbindung bewertet.

Anhand der Ergebnisse kann verzeichnet werden, dass es relevante Faktoren gibt, die für eine gelingende Identitätsentwicklung und Entstehung einer Bindung an den Beruf von Bedeutung sind. Hierzu fällt auf, dass eine bereits vor Ausbildungsantritt angebahnte Identifikation mit dem Beruf, den Weg für eine vertiefende Identitätsentwicklung und die Entstehung einer Berufsbindung ebnen kann. Besonders bei Auszubildenden, deren Wunschberuf bereits feststeht, zeigt sich eine starke bereichsspezifische Identifikation und Bindung an einen speziellen Versorgungsbereich. Der bestehende Berufswunsch in der Pflege erweist sich, passend zu vorhandenen Erkenntnissen von Heinemann et al. (2009), als positiver Einfluss auf eine gelingende berufliche Identitätsentwicklung und eine Berufsbindung. Dass hieraus dennoch keine allgemeingültige Aussage zu treffen ist, die das Merkmal des Wunschberufs als Voraussetzung für diese Entwicklungen aufzeigt, wird in der vorliegenden Untersuchung durch die Aussage mehrerer Probandinnen bestätigt, die bis zum Zeitpunkt ihrer Ausbildungsentscheidung keinerlei Interesse am Pflegeberuf gehegt haben und dennoch eine positive Identitätsentwicklung aufweisen. Gleichzeitig stellt das Vorhandensein des Wunschberufs auch kein Garant für eine langfristige Bindung an den Beruf dar, sondern ist lediglich als einer von mehreren Faktoren anzusehen.

Personen hingegen, deren primäres Interesse im medizinischen Bereich ankert, weisen eine deutliche Tendenz zum früheren Ausstieg aus dem Pflegeberuf auf. Auch in ihrem Berufsverständnis und den Erwartungen und Wünschen an die berufliche Ausbildung erweist sich ein stärker medizinisch ausgerichtetes Bild als negativer Einfluss auf die Entwicklung der pflegeberuflichen Identität. Diese Erkenntnisse wurden auch bereits in vorliegenden Forschungsarbeiten herausgestellt (vgl. Fischer, 2013).

Worin sich die vorliegende Untersuchung von bestehenden Erkenntnissen abgrenzt, ist die Erkenntnis des geringen Einflusses von Freunden und Familie auf die pflegeberufliche Identität. In der Literatur werden die Meinungen nahestehender Personen als starker Einfluss auf die Identitätsentwicklung beschrieben, sowie der positive Einfluss von Angehörigen, die selbst in der Pflege arbeiten benannt (vgl. ebd.). Wie die Ergebnisse dieser Untersuchung jedoch gezeigt haben, nehmen diese zwar Einfluss auf die Berufswahl der Auszubildenden, haben jedoch eher geringere Auswirkungen auf die weitere Entwicklung der beruflichen Identität und der Berufsbindung. Zwar stärkt auch eine Bestätigung für die berufliche Tätigkeit durch das soziale Umfeld die Zufriedenheit und das Gefühl der Sinnhaftigkeit, jedoch wird der eigenen Sicherheit bei der Ausübung des Berufes eine noch stärkere Bedeutung beigemessen. Hinzu kommt, dass den Auszubildenden der Stichprobe häufig sogar von Freunden und Familie vom Pflegeberuf abgeraten wurde, wovon sie sich jedoch wenig beeinflussen ließen.

Was hingegen einen deutlich größeren Einfluss auf die Berufswahl und eine erste Anbahnung an die berufliche Identität darstellt, sind Erfahrungen, die in Berufspraktika gesammelt werden können, was sich auch mit den Befunden von Struck (2017, 13) deckt. Hierbei entwickeln die Auszubildenden eine Vorstellung vom Beruf und entwickeln ihre Wertevorstellungen und Erwartungen an den Beruf, auf denen ihre Identifikation mit beruflichen Werten im Rahmen der Ausbildung aufbaut. Dieser Einfluss der verankerten Werte und Überzeugungen, die in gewisser Weise auf die persönliche Identität der Personen zurückzuführen sind, stellen laut Rogers (2018) eine Art berufliche Sozialisation als Form der Identitätsentwicklung dar. Auch Heinemann und Rauner (2008) beschreiben, dass Auszubildende, die von sich sagen, dass sie zum Beruf „passen", sich eher mit diesem identifizieren.

Insbesondere bei Personen, die noch keine Berufswahl getroffen haben, scheinen die Erfahrungen in Berufspraktika prägend dafür zu sein, ob und in welcher Form sich eine berufliche Identitätsentwicklung anbahnt. Häufig wird anhand dieser ersten Erfahrungen eine Wahl für einen Versorgungsbereich gefällt. Wenngleich sich daraus noch nicht auf eine starke Berufsbindung schließen lässt, so bieten berufliche Praktika dennoch eine gute Grundlage, sich mit dem Beruf zu identifizieren. Die Untersuchung hat gezeigt, dass Praktika dann einen positiven Einfluss auf diese Entwicklungen nehmen, wenn sie Patientenkontakte bieten, ein positives Arbeitsklima herrscht, die Arbeit als vielseitig und abwechslungsreich wahrgenommen wird und an pflegerische Tätigkeiten herangeführt wird. Insbesondere da die Untersuchung aufgezeigt hat, dass auch Auszubildende ohne ein zuvor bestehendes Interesse an der Pflege im Anschluss an ihr Praktikum bereits eine erste Identifikation mit dem Beruf entwickelt haben, sollte hierauf ein größerer Fokus gelegt werden. Hierfür ist es wichtig, Praktika in der Pflege einerseits intensiver anzubieten und stärker zu bewerben und andererseits ausreichende Lern- und Identifikationsmöglichkeiten im Rahmen von Berufspraktika sicherzustellen.

Auch wenn das Ansehen des Berufes für ihre Berufswahl nicht von Bedeutung war, weisen die Auszubildenden der Selbstdarstellung des Berufes und dessen entsprechender Außenwirkung eine enorme Wichtigkeit zu. Das Ansehen des Berufes wird Auszubildenden erst im Laufe ihrer Ausbildung wichtiger und dessen Relevanz bewusst, weshalb sie selbst ein umfassendes, komplexes und anspruchsvolles Bild ihres Berufes darstellen. Die wahrgenommene Darstellung des Berufsbildes durch Berufsangehörige, Familie und Freunde, aber auch Lehrpersonen zeigt, dass ebenso wie Bruxel (2011) schon dargestellt hat, viele Pflegende ihren Beruf selbst nicht weiterempfehlen würden. Insbesondere die Darstellung des Berufes von Lehrpersonen und betreuenden Praxisanleitenden halten Auszubildende für problematisch und wünschen sich eine Veränderung. Um das Ansehen des Berufes in der Gesellschaft zu erhöhen, ist es unumgänglich, dass sich Pflegende selbst dieses Ansehen entgegenbringen und nach außen darstellen.

Die Übereinstimmung der Vorstellungen und Ideale vom Beruf und die erlebte Wirklichkeit stellen ebenso einen Faktor dar, der sowohl für die Entwicklung einer beruflichen Identität als auch einer Berufsbindung relevant ist. So hat die Untersuchung dargestellt, dass Auszubildende, die von den belastenden vorherrschenden Arbeitsbedingungen überrascht sind, eine weniger starke Bindung zum Beruf entwickeln und einen Ausstieg aus dem Beruf zumindest für möglich halten. Ein zu starkes Abweichen der erlebten Realität des Berufes von den vorher gefassten Motiven und Intensionen zur Ausübung des Berufes führt dazu, dass Auszubildende ihre eigenen Ansprüche nicht erfüllen können (vgl. Kersting, 2016). Diesen Zusammenhang der Übereinstimmung von Idealen und Realität beschreibt auch Rogers (2018) als Einflussfaktor auf die Identitätsentwicklung.

In Hinblick auf eine generalistisch geprägte Berufsidentität ist die Wahrnehmung als vereinter generalistischer Pflegeberuf von Bedeutung. Die Untersuchung hat gezeigt, dass das Bild der drei alleinstehenden Pflegeberufe noch stark verankert ist und die Ausbildungsreform noch keine hohe Popularität erlangt hat. Diese fragmentierte Wahrnehmung des Berufes, die sich durch ihre historische Entwicklung erklären lässt, scheint sich jedoch zumindest bei einigen Auszubildenden im Laufe der Ausbildung zu verändern. Was in der Untersuchung auffällt, ist, dass die Auszubildenden ein sehr umfassendes und vielseitiges Bild des Pflegeberufes beschreiben, welches alle Versorgungsbereiche mit einbezieht und die Pflege als eine gemeinsame Profession wahrnimmt. Auch Tendenzen zur Identifikation mit allen Bereichen sind feststellbar. Dennoch sind veraltete Berufsbezeichnungen noch stark verbreitet und werden auch von Auszubildenden der Generalistik fortgeführt. Der genutzten Berufsbezeichnung lässt sich jedoch nicht zwangsläufig entnehmen, mit welchen Versorgungsbereichen sich die Auszubildenden identifizieren. Auf jeden Fall zeigt sich eine deutliche Veränderung des Eindrucks der verschiedenen Versorgungsbereiche, welchen die Auszubildenden durch die vielseitigen Einblicke der Ausbildung erlangen. Diese Vielseitigkeit des Berufes kommt deutlich als positive Eigenschaft und starkes Identifikationsmerkmal heraus, was sich auch bereits in früheren Erkenntnissen von Heinemann et al. (2009); Fischer (2013); Isfort et al., (2018) gezeigt hat. Hingegen bleibt jedoch auch noch eine Spaltung der Versorgungsbereiche spürbar. Die Untersuchung hat gezeigt, dass diese unterschiedliche Wahrnehmung der Versorgungsbereiche dazu führt, dass sich manche Auszubildenden nur mit spezifischen Bereichen identifizieren und andere von vornherein für sich ausschließen. Insbesondere dann, wenn ihre Entscheidung für einen Bereich früh feststeht, ist ein Wechsel des Versorgungsbereiches unwahrscheinlich. Auszubildende, die ihre Berufswahl eher spontan gefällt haben, wiesen eine stärkere Offenheit bezüglich der unterschiedlichen Versorgungsbereiche auf. Eine mögliche Erklärung hierfür ist das zuvor existierende Bild des Berufes, welches sich bei Personen, deren Wunschberuf in der Pflege liegt bereits gefestigt hat, während die Auszubildenden deren Pläne weniger feststehen, den Ausbildungseindrücken aufgeschlossener beggnen. Hier fällt auf, dass die drei voneinander abzugrenzenden Berufsgruppen zum aktuellen Zeitpunkt noch stark im Bewusstsein der Auszubildenden verankert sind und sich hier erst in einiger Zeit ein klares Bild darstellen lässt, inwiefern und unter welchen Umständen sich ein gemeinschaftliches pflegeberufliches Identitätsverständnis entwickelt. Was sich bereits gezeigt hat, ist, dass einige Auszubildende die Pflege bereits als gemeinsame Profession verstehen. Generell zeigt sich, dass Auszubildende, die medizinischen Tätigkeiten ein höheres Ansehen entgegenbringen als originär pflegerischen Tätigkeiten, eine geringere Berufsbindung entwickeln. Das deckt sich mit den Befunden von Gerlach (2013) nach denen die eigene Wahrnehmung als Profession für die Identitätsentwicklung von Bedeutung ist. Zudem hat die Untersuchung aufgezeigt, dass sich Auszubildende, deren Interesse in der Medizin liegt, wenig bis gar nicht mit der Altenpflege identifizieren.

Generell wird die Altenpflege weniger anspruchsvoll, komplex und abwechslungsreich skizziert. Diese Wahrnehmung sowie die Möglichkeit, eine stärkere persönliche Bindung zu den Bewohnern aufzubauen, werden als Merkmale dieses Versorgungsbereiches beschrieben, die viele Auszubildende als weniger reizvoll und insbesondere für ihren Berufseinstieg als nicht erstrebenswert erachten. Dennoch lässt sich ein Zuwachs an Respekt vor dem Bereich der Altenpflege unter den Auszubildenden verzeichnen. Es existiert die Befürchtung, dass die flexiblen Einsatzmöglichkeinen nach absolvierter generalistischer Ausbildung einen verringerten Personalzuwachs in der Altenpflege zur Folge haben könnten, da Auszubildende dieses Versorgungsbereiches in die anderen Bereiche wechseln könnten. Was diese Untersuchung jedoch eindrücklich zeigt, ist, dass die einzige Probandin mit Vertiefung in der Altenpflege sowohl eine sehr starke berufliche Identität und Zugehörigkeit zur Altenpflege empfindet als auch eine gefestigte Berufsbindung aufweist.

Was sich anhand der Befunde feststellen lässt, ist, dass auch im Rahmen der Ausbildung eine Identifikation mit einem anderen als dem gewählten Versorgungsbereich stattfinden kann, die zur Entwicklung eines starken beruflichen Zugehörigkeitsgefühls und der Entstehung einer Berufsbindung führt. Dies kann sogar dann gelingen, wenn die Ausbildung aufgrund von persönlichen Umständen und ohne eine zuvor angebahnte Identifikation begonnen wurde, was darauf hindeutet, dass eine Identitätsentwicklung erst mit Beginn der Ausbildung möglich ist. Die Untersuchungsergebnisse zeigen auf, dass Personen, die sich mit dem Versorgungsbereich der Kinderkrankenpflege identifizieren, dies nicht mit der Pflege erwachsener Menschen tun. Personen, die sich für den generalistischen Ausbildungsweg entschieden haben, weisen eine größere Offenheit zur Identifikation mit anderen Versorgungsschwerpunkten auf.

Eine weitere Erkenntnis der Untersuchung in Bezug auf die Versorgungsschwerpunkte ist, dass alle Auszubildenden sehr ähnliche Einflussgrößen auf ihre berufliche Identitätsentwicklung und die Entstehung einer Berufsbindung herausgestellt haben. Die Identifikation mit spezifischen Inhalten und Fachbereichen scheint auf persönlichen Interessen und zusätzlichen individuellen Erfahrungen zu basieren.

Da bezüglich dieser Erkenntnisse noch keine Vergleichsliteratur vorliegt, werfen diese Hinweise weitere Fragen nach einem neuen oder veränderten Berufsverständnis und deren Auswirkungen auf das Professionsverständnis auf. Insbesondere mit Blick auf die kritisch zu bewertende geringere Identifikation mit dem Versorgungsbereich der Langzeitpflege ist hier eine weitere Klärung vonnöten, um eine verschärfende Schlechterstellung der Langzeitpflege zu verhindern. Dass diese ohnehin schon unter größeren personellen Herausforderungen leidet, bestätigen neuste Erkenntnisse von Isfort (2022).

Der Kritik an der Aufteilung der praktischen Ausbildungseinsätze in der Generalistik, die sich zu stark auf die Altenpflege und zu wenig auf die Pädiatrie fokussiert, lässt sich entnehmen, dass die Ausbildung in der Pädiatrie zu wenige Möglichkeiten für authentisches Lernen bietet. Das authentische Lernen bietet laut Rogers (2018) Lernmöglichkeiten, die Lernende aktiv einbinden und eine Identitätsentwicklung begünstigen. Hieraus ergibt sich die Problematik, dass die Auszubildenden sich nicht ausreichend auf die Arbeit in diesem Bereich vorbereitet fühlen und sogar befürchten, dass die Qualität der Kinderkrankenpflege unter diesem Defizit leidet. Diese Befürchtung scheint nicht unbegründet, da diese reformierte Ausbildungsregelung unter den mangelnden Kapazitäten der pädiatrischen Versorgung leitet (vgl. Mohr et al., 2019). Auch an dieser Stelle ergeben sich Weiterentwicklungsbedarfe der generalistischen Ausbildungsgestaltung, die eine Identitätsentwicklung in allen Bereichen ermöglicht.

Ein weiterer Punkt, den Auszubildende kritisieren, besteht in der wahrgenommenen Unsicherheit in Bezug auf die Umsetzung der generalistischen Ausbildung. Insbesondere durch mangelhafte Lernortkooperationen resultiert eine Unwissenheit von Lehrpersonen und Praxisanleitenden, welche als Einschränkung in der Ausbildungsqualität wahrgenommen wird. Die Untersuchung belegt, dass Auszubildende, die diese Problematiken wahrnehmen und benennen, eine geringere Berufsbindung entwickeln, was darauf zurückzuführen ist, dass sie sich nicht ausreichend auf den Beruf vorbereitet fühlen. Diese Erkenntnis passt mit Befunden von Fischer (2013) über die Bedeutung der Lernortkooperation und der Zufriedenheit mit Lehrpersonen für eine gelingende Identitätsentwicklung zusammen. Buchegger-Traxler (2014) beschreibt außerdem einen Zusammenhang zwischen einer guten fachlichen Vorbereitung der praktischen Ausbildung und der Verweildauer im Beruf. Hieraus ergibt sich die Notwendigkeit einer engeren Zusammenarbeit zwischen den Kooperationspartnern der generalistischen Ausbildung. Besonders in der Anfangsphase der Umsetzung sollten hier regelmäßige Kontaktaufnahmen erfolgen, um dem gemeinsamen Ausbildungsauftrag gerecht zu werden.

Die Relevanz solcher Lernerfahrungen stellt sich auch in der vorliegenden Untersuchung heraus. Auszubildende beschreiben ihre Lernerfahrungen und berufliche Entwicklungen überall dort, wo sie Handlungsfähigkeit erlangen, in dem sie selbständig arbeiten, Verantwortung übernehmen und vor kleine Herausforderungen gestellt werden. Diese Unerlässlichkeit von beruflichen Entwicklungsherausforderungen und dem Erlangen von Selbständigkeit im Entwicklungsprozess von beruflicher Identität stimmt mit Befunden von Bohrer & Walter (2015) und Reiber et al. (2021) überein. Der Zusammenhang von beruflicher Identitäts- und Kompetenzentwicklung wurde bereits in diversen Forschungsarbeiten herausgestellt (vgl. Blankertz, 1983; Rauner, 2017; Heinemann et al., 2009). Ziel sollte es also sein, Auszubildende stärker in die Verantwortung zu nehmen, sie stärker in die selbständige Arbeit einzuführen und bereits früh an die Versorgung eigener Patientengruppen heranzuführen. Diese Lernerfahrungen sind außerdem wichtig, da in deren Rahmen die Arbeitsaufgaben als verstehbar und handhabbar wahrgenommen werden. Zusammen mit der wahrgenommenen Sinnhaftigkeit ihrer Arbeit stellen diese Elemente die Voraussetzung für ein Kohärenzgefühl dar, welches Einfluss auf die Verweildauer im Beruf nimmt (vgl. Küpper, 2020).

Einen weiteren bedeutsamen Aspekt der praktischen Ausbildung stellt das erlebte Arbeitsklima dar. Auszubildende benennen die Integration ins Team, den respektvollen und wertschätzenden Umgang und vor allem die Bereitschaft, Lernerfahrungen zu ermöglichen, als wichtige Aspekte für eine gute Ausbildung und vor allen Dingen als Voraussetzung für einen Verbleib im Beruf. Auch laut Rogers (2018) wird eine positiv erlebte Lernumgebung, die in einem kollegialen Umgang und einer guten Arbeitsatmosphäre besteht und dadurch berufliche Sozialisationsprozesse einleitet, als förderlich für die Identitätsentwicklung benannt. Die Tatsache, dass dieser Faktor immer wieder als besonders wichtiges Kriterium für den Verbleib im Beruf auftaucht (vgl. Schaffert,

2014), macht deutlich, dass Erfahrungen mit einem als schlecht wahrgenommenen Arbeitsklima keine Seltenheit sind. Auch an dieser Stelle scheinen die Pflegenden selbst Einfluss auf den pflegerischen Nachwuchs zu nehmen und zumindest ein Stück weit zur Verbesserung der Situation beitragen können. Ein respektvoller Umgang im Kollegium sollte ohnehin sichergestellt werden, insbesondere darf jedoch die Qualität der Ausbildung nicht unter persönlichen Diskrepanzen leiden. Dahingehend sollten Verfahrensabläufe eingerichtet werden, die Pflegende stärker in die Verantwortung nehmen und sie für die Konsequenzen ihres Verhaltens gerade hinsichtlich des Arbeitsklimas sensibilisieren. Hierbei ist zu beachten, dass nicht nur Praxisanleitende im Kontakt zu Auszubildenden stehen, sondern alle Pflegenden an der Ausbildung beteiligt sind.

Interessant ist auch, dass Auszubildende, die von sich selbst sagen, dass sie den Beruf gerne ausüben und dies auch weiterhin tun möchten, dennoch nur unter den passenden Umständen dazu bereit sind und es nicht für ausgeschlossen halten, den Beruf eines Tages zu verlassen. Neben dem Arbeitsklima stellt vor allem der Personalmangel eine berufliche Belastung dar, die sich einerseits negativ auf die berufliche Identitätsentwicklung auswirken kann und andererseits eine Berufsbindung erschwert oder sogar verhindert. Dieser Faktor ist weder neu noch erstaunlich. Wie zahlreiche Untersuchungen bereits festgestellt haben (vgl. Mühlhausen & Wülk, 2014; Kersting, 2016; Mohr et al., 2019), belegen auch die Ergebnisse dieser Untersuchung die immense Bedeutung des Personalmangels für die Ausbildung in der Pflege. Einerseits führt der Mangel an Personal und damit an Arbeitszeit dazu, dass Auszubildende nicht die erforderliche Anleitung erhalten, die sie benötigen, was sich wiederum in einer mangelnden fachlichen Vorbereitung widerspiegelt. Gleichzeitig kann auch der Personalmangel die Problematik des Arbeitsklimas weiter verschärfen. Andererseits leidet hierunter auch die Versorgung von Patient:innen und Klient:innen, was zu Widersprüchen im normativen Anspruch pflegerischer Versorgung führt. Der Anspruch der Auszubildenden an ihre Arbeit besteht in einer individuell an den Bedürfnissen der Patient:innen ausgerichteten ganzheitlichen Versorgung. Die Motivation zur Ausübung ihrer Arbeit entnehmen die Auszubildenden vor allem der Sinnhaftigkeit ihrer Tätigkeit. Diese Erkenntnis deckt sich auch mit Befunden von

Küpper (2020), welcher die wahrgenommene Sinnhaftigkeit der Arbeit bereits als Einflussfaktor für den Verbleib im Beruf herausstellt. Diese wahrgenommene Sinnhaftigkeit stellt neben der zuvor benannten Verstehbarkeit und Handhabbarkeit ihrer Arbeit die Elemente des arbeitsbezogenen Kohärenzgefühls dar. Wenn die erlebte Realität jedoch zu stark von diesen Vorstellungen abweicht und eine in ihren Augen patientengerechte Versorgung nicht mehr gewährleistet werden kann, leidet sowohl die Berufszufriedenheit als auch die Berufsbindung. Dass sich die Auszubildenden für die Auswirkungen ihrer Arbeit interessieren, stellt außerdem ein Merkmal für ihre Identifikation mit dem Beruf dar (vgl. Heinemann & Rauner, 2008).

Eine Unzufriedenheit mit der erlebten Berufsrealität kann auch eine psychische Belastung für die Auszubildenden darstellen, die sich in Form von moralischem Distress zeigt und sich laut Thole (2021) wiederum negativ auf die berufliche Identitätsentwicklung auswirken kann. Diese Untersuchung bestätigt diese Erkenntnis an dem Einzelfall einer Probandin, die mit einer hohen Identifikation in die Ausbildung gestartet ist, sich im Laufe ihrer Ausbildung aufgrund dieser Umstände jedoch für ein weiterführendes Pflegepädagogikstudium entschieden hat. Dieser Fall zeigt sehr eindrücklich, dass eine bereits bestehende Identifikation mit dem Beruf allein noch keine Berufsbindung zur Folge haben muss. An dieser Stelle muss darauf hingewiesen werden, dass das Absolvieren dieses Studiums auch auf ihre Identifikation und ihr Interesse am Beruf zurückzuführen ist und damit auch eine Bindung an den pflegerischen Bereich einhergeht. Es handelt sich jedoch nicht um einen Verbleib in ihrem ursprünglich erlernten Wunschberuf, von dem sie sich erst aufgrund der erlebten Umstände abgewandt hat.

Weitere Belastungen, welche der Beruf mit sich bringt, sehen Auszubildende in der Schichtarbeit und langen Dienstblöcken, die mit entsprechenden Auswirkungen auf ihr Privatleben einhergehen. Hierzu gehören eine geringere Flexibilität in der Freizeitgestaltung oder ein veränderter Schlafrhythmus. Hinzu kommt die körperliche Belastung, welche der Beruf darstellt und insbesondere mit Blick auf das eigene Alter, als kritischer Faktor für eine dauerhafte Bindung an den Beruf beschrieben wird. Auch emotional belastende, ebenso wie erfreuliche Erlebnisse des beruflichen Alltags nehmen Einfluss auf das Privatleben der Auszubildenden. Der Rückhalt durch ihr soziales Umfeld spielt eine wichtige Rolle bei der Bewältigung und Verarbeitung dieser Erlebnisse, wohingegen alltägliche Situationen des Berufslebens weniger Eingang in ihren privaten Alltag finden. Das ist darauf zurückzuführen, dass viele Auszubildende versuchen, Berufliches und Privates voneinander getrennt zu behandeln. Auszubildende, denen diese Trennung nicht gelingt, fühlen sich psychisch stärker belastet und benennen diese Belastung als möglichen Faktor für einen Ausstieg aus dem Beruf. Eine gelingende reflexive Auseinandersetzung mit belastenden Erfahrungen stellt sich also ebenso als Einflussfaktor für eine Bindung an den Beruf heraus, was sich mit den Erkenntnissen von Reiber, Küpper & Mohr (2021) deckt. Auch hier kann bereits in der Ausbildung an Kompensationsstrategien und einem reflexiven Umgang mit Herausforderungen gearbeitet werden und entsprechende Unterstützungs- bzw. Hilfeangebote zur Verfügung gestellt werden.

Anders als Einschränkungen in der Ausbildungsqualität oder Mängel in der Patientenversorgung, die sich als Auswirkungen der Personalsituation in der Pflege darstellen, werden Umstände der Arbeitssituation wie der Schichtdienst, aber auch körperliche und psychische Belastungen von den Auszubildenden unterschiedlich erlebt. Entsprechend unterschiedlich stark ist deren Einfluss auf ihre Berufsidentifikation und Berufsbindung. Auszubildende, die die Arbeitsbedingungen eher in Kauf nehmen, weisen eine beständige berufliche Identität und eine starke Berufsbindung auf. Bei Auszubildenden, die diese Umstände als starke Einschränkung und Belastung erleben, kommt eine geringere Berufsbindung zu Stande. Diese Befunde lassen auf eine wechselseitige Beeinflussung der erlebten Belastungen und der beruflichen Identität und Bindung schließen. Einerseits können als besonders belastend wahrgenommene Arbeitsbedingungen dazu führen, dass eine langfristige Bindung an den Beruf ausbleibt, andererseits führt eine starke berufliche Identität dazu, dass solche Belastungen eher akzeptiert und toleriert werden. Die Unterschiede zwischen den Auszubildenden lassen sich darauf zurückführen, dass Personen mit dem Wunschberuf Pflege sich über diese Bedingungen bereits vor Ausbildungsbeginn im Klaren sind und aufgrund ihrer starken Identifikation akzeptieren. Wohingegen die Umstände einer eingeschränkten Ausbildungsqualität oder Patientenversorgung deutlich weniger akzeptiert und als besonders belastend erlebt werden. Das lässt vermuten, dass gerade Personen, die sich stark mit dem Beruf identifizieren und ihn dauerhaft ausüben möchten, besonderen Wert auf eine angemessene Vorbereitung und die Erfüllung ihrer eigenen beruflichen Ansprüche legen. Gleichzeitig deuten diese Erkenntnisse darauf hin, dass gewisse Umstände eher hingenommen werden, wenn eine starke berufliche Identifikation entwickelt wird. Dies ist jedoch nicht für alle Bereiche gleichermaßen gültig, weshalb sich mit einer starken Identifikation noch längst nicht alle belastenden Umstände kompensieren lassen.

Die Untersuchung hat gezeigt, dass auch trotz der Entwicklung einer beruflichen Identität im Rahmen der Ausbildung, noch keine dauerhafte Bindung an den Beruf sichergestellt ist. Insgesamt deutet die Untersuchung jedoch darauf hin, dass zumindest eine zeitlich begrenzte Berufsbindung stattfindet. Was vielen Auszubildenden bereits während der Ausbildung bewusst wird ist, dass die Belastungen des Berufes allgegenwärtig sind und es daher umso wichtiger ist, dass sie einen Arbeitsbereich finden, der ihnen Freude bereitet, in dem ein positives Arbeitsklima herrscht und welcher mit weniger hohen Belastungen verbunden ist, sodass eine langfristige Ausübung angestrebt wird. Die Tatsache, dass diese Kompensationsstrategien für eine bessere Toleranz der Belastungen des Berufes bereits in der Ausbildung berücksichtigt werden, zeigt auf, dass sich die Auszubildenden bereits während der Ausbildung Gedanken darüber machen, wie lange und unter welchen Umständen sie den Beruf weiter ausüben können. Einige entscheiden sich während der Ausbildung für weiterführende Studiengänge um bereits früh ein zweites berufliches Standbein zu entwickeln und sich die Möglichkeit offen zu halten, das pflegerische Tätigkeitsfeld zu verlassen. Für die berufliche Zukunft ist vielen die berufliche Weiterbildung wichtig, um nicht zu stagnieren und sich sowohl bildungstechnisch als auch finanziell weiterzuentwickeln. Auch die Möglichkeit des Wechsels in einen anderen Versorgungsbereich kommt für einige Auszubildende in Frage, sofern dieser Bereich diese Erwartungen erfüllen kann und sich im Laufe der Ausbildung eine berufliche Identifikation mit einem weiteren Versorgungsbereich entwickelt hat. Außerdem legen sie für die fernere Zukunft Wert auf geregelte Arbeitszeiten und die Vereinbarkeit von Familie und Beruf. Diese Bestrebungen könnte sich der pflegerische Bereich zu Nutze machen, indem pflegeberufliche Weiterbildungen stärker beworben und dadurch weitere Berufsperspektiven aufgezeigt werden. Mit Zusatzfunktionen könnten einerseits Arbeitszeitmodelle angepasst und so eine bessere Vereinbarkeit von Familie und Beruf erreicht werden sowie durch finanzielle Höherstufungen für Zusatzqualifikationen die Attraktivität erhöht werden. Das Bestreben der Auszubildenden sich weiterzuentwickeln, ist zu begrüßen und könnte auch als Ergänzung der generalistischen Ausbildung zur gewünschten Spezialisierung in speziellen Bereichen genutzt werden. Hierzu ist jedoch hinzuzufügen, dass solche Weiterqualifizierungen einer entsprechenden finanziellen Würdigung bedürfen. Solche Professionalisierungsschritte könnten auch mit einer entsprechenden Anerkennung einhergehen.

8.2 Methodische Diskussion und Limitationen

Durch eine nachfolgende Prüfung der Forschungsmethoden soll ein Anhaltspunkt für die Aussagekraft, den Wahrheitsgehalt und die Haltbarkeit der getroffenen Aussagen gegeben werden. Aufgrund der Heterogenität an Beurteilungsmaßstäben qualitativer Erhebungen werden hierzu mehrere Literaturhinweise herangezogen um ein möglichst umfassendes Bild der Gültigkeit, Zuverlässigkeit und Generalisierbarkeit der vorliegenden Forschung zu erhalten. Im Folgenden wird die Arbeit den Gütekriterien nach Mayring (2002) (vgl. Lamnek & Krell, 2016, 145) sowie Kuckartz (2016, 204 ff.) unterzogen. Um eine intersubjektive Nachprüfbarkeit zu gewährleisten, wurden alle Erhebungsschritte der empirischen Forschung schriftlich festgehalten und in ihrem methodischen Vorgehen begründet. So wird im fünften Kapitel eine ausführliche Begründung des gewählten Forschungsdesigns, der gewählten Erhebungsmethoden sowie eine ausführliche Vorstellung der erarbeiteten Erhebungsinstrumente, der konkreten Erhebungssituation und Datenerfassung und der nachfolgenden Transkription vorgenommen. In einem weiteren Kapitel wird die Anwendung der qualitativen Inhaltsanalyse nach Kuckartz (2016) detailliert und nachvollziehbar abgebildet und die schrittweise Erarbeitung und Ausarbeitung eines Kategoriensystems sowie einer Typenbildung am Material mittels QDA-Software dargestellt. Anhand dieser ausführlichen Offenlegung durchgeführter Forschungsschritte wird dem Kriterium der Verfahrensdokumentation Rechnung getragen (vgl. Lamnek & Krell, 2016, 145). Zur argumentativen Interpretationsabsicherung wurden die gewonnenen Daten in einem deduktiv-induktiven Vorgehen analysiert, welchem ein bestehendes Vorverständnis zum Gegenstand zu Grunde liegt und Bezug zu vorhandenen Erkenntnissen nimmt. Bei der gesamten Datenauswertung wurde der Systematisierung des inhaltsanalytischen Vorgehens nach Kuckartz (2016) gefolgt und somit eine Regelgeleitetheit sichergestellt (vgl. Lamnek & Krell, 2016, 145). Um eine Nähe zum Gegenstand zu gewährleisten wurde im Zuge der Rekrutierung bereits ein persönlicher Kontakt zu allen Interviewpartner:innen hergestellt. Es wurde darauf geachtet, dass bei der Terminvereinbarung auf die Belange der Proband:innen Rücksicht genommen wurde. Zudem wurden alle Interviews nach beidseitigem Einvernehmen und unter den gängigen Hygienerichtlinien trotz bestehender Corona-Pandemie in Präsenz geführt, um eine persönliche und vertrauensvolle Gesprächsatmosphäre zu erreichen. Alle Gespräche wurden in den Ausbildungsräumlichkeiten, entweder in der Pflegeschule oder bei ihrem praktischen Arbeitgeber geführt (vgl. Lamnek & Krell, 2016, 145). Es wurde keine kommunikative Validierung der Interpretationen durch die Befragten vorgenommen, weshalb die erhobenen Daten der alleinigen Interpretation der Forschenden unterlag, was die Gefahr einer Verzerrung durch vorgefasste Wertungen der Forscherin mit sich bringt. Da es sich um eine Qualifizierungsarbeit handelt, wurde zudem keine Überprüfung einer Intercoder-Übereinstimmung vorgenommen, wodurch diese Beeinflussung durch das individuelle Textverstehen und die Interpretation der Forscherin verstärkt wird (vgl. Kuckartz, 2016, 205 ff.). Dem Gütekriterium der Triangulation kann in Teilen Rechnung getragen werden, aufgrund der umfassenden und heterogenen Einbeziehung sowohl von Grundlagenliteratur als auch aktueller Forschungsbefunde im Themengebiet sowie der Berücksichtigung verschiedener forschungsempirischer Empfehlungen. Dennoch besteht auch hier eine Einschränkung, die durch die einseitige subjektive Betrachtung einer alleinigen Forscherin entsteht, da diese sowohl die Interviews als auch deren Auswertung selbständig vorgenommen hat (vgl. Lamnek & Krell, 2016, 145 ff.).

Das Gesprächsverhalten der Interviewerin wurde in allen Interviews möglichst ähnlich gehalten, wobei sich an die individuelle Situation angepasst wurde. Das Verhalten der Interviewerin war neutral, aber verständnisvoll und interessiert. Die Interviewatmosphäre lässt sich durchweg als entspannt, locker und freundlich beschreiben. Die Besonderheiten der einzelnen Interviewsituationen fließen in Form von Memos in die Datenauswertung und -analyse mit ein. Unterschiede im Gesprächsverlauf der Interviews kommen durch die Gesprächsführung der Befragten zustande, wodurch dem Prinzip der Offenheit trotz Interview-Leitfaden gerecht werden soll (vgl. Lamnek & Krell, 2016, 33 f.). Dennoch kann eine Beeinflussung durch das Verhalten der Forscherin nicht ausgeschlossen werden, da durch Gestik, Mimik und Gesprächsführung eigene Werte in die Gespräche eingeflossen sein können.

Einschränkend im Sinne der Übertragbarkeit der gewonnenen Daten ist zudem anzumerken, dass im Rahmen der Rekrutierung nur zehn Pflegeschulen in zwei Bundesländern angefragt wurden und die Proband:innen sich möglicherweise aufgrund eines persönlichen Interesses an diesem Thema zur Teilnahme bereit erklärt haben. Durch die Gutschein-Verlosung sollte dieses Risiko etwas eingedämmt werden. Auch die Antworten, bei denen es sich um persönliche Einschätzungen und die Darstellung des eigenen Erlebens der Auszubildenden handelt, könnten von sozialer Erwünschtheit geleitet worden sein. Die Aussagen bezüglich der Entwicklungsverläufe der Auszubildenden gehen im Kontext der Querschnittuntersuchung von nur einem Messzeitpunkt aus und sollten dahingehend in einer Längsschnittuntersuchung überprüft werden, um eine Verfälschung durch die rückblickend veränderte Sichtweise der Auszubildenden auszuschließen. Der Erhebungszeitpunkt des zweiten Ausbildungsjahres könnte für eine umfassende Erfassung der beruflichen Identitätsentwicklung, die im Rahmen der Ausbildung durchlaufen wird, etwas früh sein. Hier besteht die Möglichkeit, dass innerhalb der restlichen Ausbildungszeit noch weitere Entwicklungen durchlaufen werden, die zu einem veränderten Gesamtbild führen würden. Aufgrund der Aktualität der Ausbildungsreform, kann diese Untersuchung ohnehin nur als erste Bestandsaufnahme angesehen werden, die einen Eindruck der Besonderheiten und Veränderungen der generalistischen Ausbildung bietet.

Mit elf Proband:innen stellt diese Untersuchung zudem nur eine verhältnismäßig kleine Stichprobe dar, von der keine Generalisierbarkeit ausgehen kann. Auch die Geschlechterverteilung dieser Erhebung entspricht mit ca. 64 % weiblichen Probandinnen nicht ganz der Grundgesamtheit. Im Jahr 2021 waren 74 % der auszubildenden Pflegefachpersonen insgesamt weiblich (vgl. Statistisches Bundesamt, 2022). Eine weitere Einschränkung besteht in der Ungleichheit der Vertiefungsschwerpunkte der Auszubildenden, welcher bei einer Probandin in der Langzeitpflege, bei drei Proband:innen in der Pädiatrie und bei den restlichen sieben in der Generalistik liegt. Diese Verteilung ist auf die Selbstaktivierung der Auszubildenden zur Teilnahme zurückzuführen. Auszubildende, die noch nicht volljährig waren, wurden ausgeschlossen, wodurch möglicherweise interessante Erkenntnisse zum Einfluss der persönlichen Identitätsentwicklung ausgeblieben sind.

Anhand der vorliegenden qualitativen Erhebungen können keine messbaren Aussagen über die Höhe oder Ausprägung der beruflichen Identität getroffen werden. Solche Daten werden üblicherweise mittels standardisierter Selbstberichtsskalen im Rahmen von quantitativen Erhebungen ermittelt (vgl. Heinrichs et al., 2022, 8). Alle innerhalb dieser Arbeit getroffenen Aussagen zur Stärke einer Identitätsausprägung basieren auf Aussagen der Befragten, die auf Basis bereits vorgestellter Literatur zur Identitätsmessung (vgl. Rauner, 2017) interpretiert wurden und der Annäherung an das Forschungsinteresse zur Darstellung der Entwicklungsprozesse der beruflichen Identität dienen.

Als abschließende Limitation dieser Forschungsarbeit muss festgehalten werden, dass diese nicht dazu in der Lage ist, eine allgemeingültige und übertragbare Theorie zur Entwicklung einer beruflichen Identität und Berufsbindung im Rahmen der generalistischen Pflegeausbildung zu treffen. Anspruch dieser Arbeit ist es vielmehr, Aussagen bezüglich neuer Herausforderungen und Besonderheiten aufzudecken, Einblicke in spezifische Sachverhalte zu geben und mögliche Entwicklungsverläufe aufzuzeigen, um daraus weitere Schlüsse bezüglich des Potentials der generalistischen Pflegeausbildung ziehen zu können.

8.3 Fazit

Das zugrundeliegende Forschungsziel dieser Arbeit ist es, die berufliche Identitätsentwicklung im Rahmen der Ausbildung zur Pflegefachperson zu beschreiben und herauszustellen, in welcher Form eine Berufsbindung zustande kommt.

Mittels leitfadengestützter Interviews mit elf Auszubildenden Pflegefachpersonen im zweiten Ausbildungsjahr ist es gelungen, neben einer weitestgehenden Übereinstimmung gewonnener Erkenntnisse mit vorhandener Literatur, erwartete neue Herausforderungen der reformierten Ausbildung zu konstatieren. So lassen sich einige deckungsgleiche Faktoren ausfindig machen, die sich als vorteilhaft für die Entwicklung einer beruflichen Identität sowie einer Berufsbindung erweisen. Beispielsweise die Verankerung eines starken Wunsches zur Ausübung des Berufes, die Übereinstimmung persönlicher Überzeugungen, Werte und Vorstellungen mit der erlebten Realität des Berufes, Erlebnisse aus Berufspraktika, Möglichkeiten für Lernerfahrungen, vielfältige Arbeitsaufgaben oder die Bedeutung eines guten Arbeitsklimas lassen sich als besonders prägnante Einflussfaktoren benennen. Ebenso bestätigt sich die von der Literatur beschriebene Beeinflussung der Berufsbindung durch eine gelingende berufliche Identitätsausbildung. Auch hemmende Faktoren, die sich negativ auf eine Identitätsentwicklung auswirken, wie das Interesse am medizinischen Fachbereich bestätigen bereits existierende Erkenntnisse.

Die Neuausrichtung der Ausbildungsgestaltung bringt auch neue Herausforderungen und Chancen für die Entwicklung einer beruflichen Identität und einer Berufsbindung mit sich. So bietet sie die Möglichkeit der Identifikation mit mehr als einem Versorgungsbereich und eines umfassenden ganzheitlichen Berufsverständnisses, welches sich scheinbar nur dann entwickelt, wenn einerseits gute Lerngelegenheiten geboten werden und andererseits eine Übereinstimmung mit vorgefassten Vorstellungen oder Interessen gelingt. Durch weitere Berufsperspektiven und umfassende Entwicklungsmöglichkeiten, die sich durch das breitere Spektrum ergeben, bieten sich Chancen für eine langfristige Berufsbindung. Gleichzeitig tauchen jedoch auch neue Problematiken auf, die beispielsweise durch mangelnde Erfahrungen und schlechte Vorbereitung im neuen Ausbildungsmodell entstehen und mit Unsicherheiten, fehlenden Identifikationsmöglichkeiten und potenziellen Nachteilen für die Fachkräftegewinnung insbesondere in der Langzeitpflege einhergehen.

Als deutlichster Faktor lässt sich entsprechend der Erwartungen die kritische Personalsituation in allen betrachteten Bereichen des Gesundheitswesens verzeichnen. Die damit verbundenen erlebten Belastungen und Herausforderungen des Berufes stellen einerseits eine Schwierigkeit für das Gelingen einer Identitätsausbildung im Beruf dar. Andererseits kann auch eine gelingende Identitätsentwicklung nicht allen Belastungen standhalten und führt somit bei dem ein oder anderen bereits im Rahmen der Ausbildung zur Verhinderung einer langfristigen Berufsbindung, wodurch der Hoffnung, durch eine gelingende berufliche Identitätsentwicklung eine Fachkräftesicherung in der Pflege zu erreichen, zumindest langfristig nicht gerecht werden kann. Was sich jedoch in dieser Untersuchung bestätigt hat, sind vereinzelte Aspekte des Berufes, wie die belastenden Arbeitszeiten oder die schlechte Bezahlung, die eher hingenommen werden, wenn eine Identitätsausbildung gelingt. Gleichzeitig stellen eben diese Aspekte für einen Teil der Auszubildenden Gründe für einen langfristigen Ausstieg aus dem Beruf dar.

Insgesamt lassen sich dieser Erhebung unterschiedliche Entwicklungsverläufe der beruflichen Identitäts- und Berufsbindungsentwicklung entnehmen, die hier in Form von drei gebildeten Typen dargestellt wurden. Die Beständigen, deren bereits vorbestehendes Interesse am Beruf sich im Verlauf der Ausbildung in einer beständigen beruflichen Identität gezeigt und zu einer starken Berufsbindung geführt hat. Die Bestärkten, deren berufliche Identität ohne starke vorherige Bezugspunkte erst im Laufe der Ausbildung zustande kam und deren Berufsbindung zwar zustande kam, jedoch mit einer bleibenden Unsicherheit für die Zukunft verknüpft ist. Und die Ungebundenen, bei denen unabhängig von ihren Voraussetzungen und unabhängig von der beruflichen Identitätsentwicklung keine dauerhafte Berufsbindung zustande kam. Was diese Einteilung vor allem aufzeigt ist, dass durchaus auch Personen deren ursprünglicher Wunschberuf nicht in der Pflege liegt, eine Identifikation mit der Pflege im Rahmen ihrer Ausbildung entwickeln können, die aber etwas stärker von den Gegebenheiten abhängig ist. Insbesondere aber die Berufsbindung ist stark abhängig von den Umständen der Arbeitsbedingungen. Auch wenn bereits zum Zeitpunkt ihrer Ausbildung für viele Auszubildenden klar ist, dass sie nicht bis zum Renteneintritt in der Pflege arbeiten möchten, sollte dennoch versucht werden, dass jede angehende Pflegefachperson eine Identifikation mit dem Beruf entwickeln kann. Selbst wenn ein späterer Ausstieg aus dem Pflegeberuf früh feststeht, planen viele Auszubildende eine gewisse Zeit im Beruf zu bleiben, wodurch zumindest eine kurz- oder mittelfristige Fachkräftesicherung angebahnt wird.

Auch die berufliche Weiterentwicklung im Bereich des Pflegemanagements oder der Pflegepädagogik stellen wichtige Berufe im pflegerischen Setting dar und sind für die stetige Weiterentwicklung der pflegerischen Profession unerlässlich. Aus diesem Grund könnte ein falscher Eindruck entstehen, da in der vorliegenden Arbeit die berufliche Weiterentwicklung in diesen Bereichen mit einem Ausstieg aus dem Beruf gleichgesetzt wird, weil hier der Blick auf dem Verbleib im ursprünglich erlernten Pflegeberuf liegt. Ganz im Gegenteil zu dem möglicherweise erweckten Eindruck sind solche Entwicklungen von großer Relevanz für den Pflegeberuf und demnach auch deutlich zu befürworten. Nichtsdestotrotz sind die hier benannten Gründe für die beruflichen Veränderungen mit denen eines Berufsausstiegs gleichzusetzen, da es sich um die vom Personalmangel verursachten Beanspruchungsreaktionen handelt, die einen Verbleib im Beruf für die Betroffenen unmöglich machen.

Letztendendes scheint auch in dieser Thematik die Fachkräftegenerierung eine unausweichliche Stellschraube darzustellen:

> „Der Beruf an sich ist wunderschön. Die Rahmenbedingungen sind halt das Problem" (10-Daria, Absatz 58).

8.4 Ausblick und Forschungsdesiderata

Dass eine Verbesserung der Personalsituation in der Pflege auch für eine gelingende Ausbildung von Bedeutung ist, stellt weder eine neue Erkenntnis noch eine Überraschung dar, sondern bestätigt vielmehr das, was schon längst bekannt ist. Um diese jedoch erreichen zu können, muss an verschiedenen Stellen zur Fachkräftegenerierung und

-bindung angesetzt werden. Hierfür lassen sich aus den Ergebnissen dieser Untersuchung Ansatzpunkte festmachen. Da sich gezeigt hat, dass sich auch ohne vorherige berufliche Pläne im pflegerischen Bereich eine berufliche Identität entwickeln kann, mit der zumindest eine mittelfristige Bindung an den Beruf erreichbar ist, sollte daran angesetzt werden, möglichst günstige Bedingungen für eine solche Identitätsentwicklung zu schaffen. Dafür sollte an den frühestmöglichen Zeitpunkten angesetzt werden. Bereits im Praktikum sollte eine angemessene Begleitung stattfinden, die Lern- und Identifikationsgelegenheiten bietet. Die Wirkung, die das erlebte Arbeitsklima und die Darstellung des Pflegeberufes auf die Auszubildenden, aber ebenso bereits auf die Praktikanten haben, stellen einen nicht zu unterschätzenden Einfluss dar. Auch die Erwartungen mit denen sie in die Ausbildung starten sind von Bedeutung, weshalb es wichtig ist, Informationsdefizite abzubauen und auch in der Öffentlichkeit ein realistisches Bild vom Pflegeberuf zu vermitteln.

Eine gute Vorbereitung auf den Beruf, die mit dem Erlangen von Fachwissen und Handlungskompetenz einhergeht und den sozial ethischen Grundsätzen der Auszubildenden gerecht wird, bietet Auszubildenden die Möglichkeit, sich mit dem Beruf zu identifizieren. Aus diesem Grund ist es wichtig, umfangreiche und komplexe Lerngelegenheiten sicherzustellen, die Auszubildende in die selbständige Versorgung von Patient:innen und Bewohner:innen heranführen und ihnen frühzeitig Gelegenheiten für selbständiges Arbeiten bieten. Hierauf muss unabhängig vom gewählten Versorgungsschwerpunkt in allen praktischen Einsätzen Wert gelegt werden.

Bezüglich der mit der Pflegeberufereform neu aufgetretenen Herausforderungen besteht der Bedarf zur Evaluierung der Umsetzung der Pflegeausbildung in den Pflegeschulen und bei den praktischen Arbeitgebern. Hier sollte besonders der Fokus auf eine verstärkte Kooperation bezüglich der Ausbildungsgestaltung sowie der Begleitung und Förderung der Auszubildenden gelegt werden. Auch die Aufteilung der praktischen Ausbildung mit den sehr geringen Identifikationsmöglichkeiten in der pädiatrischen Versorgung bedarf einer Evaluierung. Aufgrund des bestehenden Mangels an pädiatrischen Einsatzstellen für Auszubildende könnten alternative Lerngelegenheiten wie beispielsweise Skills Labs hinzugezogen werden.

Der Befürchtung eines mangelnden Personalzuwachses in der Langzeitpflege aufgrund der generalistischen Ausbildung sollte im Rahmen quantitativer Erhebungen nachgegangen werden. In weiteren qualitativen Erhebungen könnten Faktoren ausfindig gemacht werden, die eine berufliche Identitätsentwicklung explizit in der Langzeitpflege im Rahmen der Ausbildung begünstigen.

In Anbetracht der Grenzen dieser Untersuchung, die vor allem durch die kleine Stichprobe, die Kürze der Existenz des Ausbildungsmodells sowie die Querschnitterhebung zustande kommen, stellt sich der Bedarf nach tiefergehender Forschung dar. Insbesondere bleiben Fragen in Bezug auf die Entwicklungsverläufe der beruflichen Identität und dessen Potenzial zur langfristigen Berufsbindung im Rahmen der generalistischen Ausbildung offen. Interessant könnten auch Erhebungen nach einigen Jahren des Fortbestehens dieser Ausbildungsform sein, welche sich für die Entstehung und das Beibehalten einer ganzheitlich pflegerischen Identität interessieren. In Bezug auf die Berufsbindung erscheint es noch sinnvoll herauszufinden, ob sich durch die neuen Berufspotenziale, die diese Ausbildung mit sich bringt, eine bereichsspezifische Bindung oder eine stärkere Offenheit für weitere Versorgungsbereiche einstellt.

Literaturverzeichnis

Ammende, R. (2016). Historie der Pflegeausbildung. *Berufspolitik. Generalistische Pflegeausbildung. (CNE.fortbildung).* doi: 10.1055/s-0036-1593792

Antonovsky, A. (1997). *Salutogenese. Zur Entmystifizierung der Gesundheit.* Tübingen: Dgvt-Verlag.

Backes, E., Bechtel, D., Boos, J., Brandt, T., Braun, E., Dörr, A., Ertl, D., Hau, L., Hielscher, V., Jacoby, J., Kessler, A., Krupp, E., Lutz, R., Meyer, B., Nickl, H., Ohnesorg, S., Ott, C., Ries, K., Rößler, J., Schmidt, G., Thimmel, R., Ulrich, E., Webel, C. & Zeiger, B. (2019). Aus-, Fort- und Weiterbildung in der Pflege – Ein Berufsfeld mit vielen Perspektiven. In Arbeitskammer des Saarlandes (Hrsg.), *Bericht an die Regierung des Saarlandes 2019 zur wirtschaftlichen, ökologischen, sozialen und kulturellen Lage der Arbeitnehmerinnen und Arbeitnehmer. Schwerpunktthema: Pflege im Saarland – Herausforderungen gemeinsam gestalten!* (226–256). Saarbrücken.

Bartholomeyczik, S. & Dunger, C. (2017). Aus der Ethikkommission der DGP: Trotz eines allgemeinen Kodex bedarf es individueller Entscheidungen. *Pflege & Gesellschaft, 22*(4), 367–371.

Bayrisches Staatsministerium für Gesundheit und Pflege (Hrsg). (2021). Ausbildungsleitfaden zur generalistischen Pflegeausbildung ab 2020. Herausforderungen und Chancen – dem Fachkräftemangel mit einem neuen zeitgemäßen Berufsbild begegnen.

Bensch, S. (2020). Lehrer- und Anleiterqualifizierung in der Pflege. Herausforderungen und Chancen mit dem Pflegeberufegesetz. *Berufsbildung in Wissenschaft und Praxis (BWP),* (2), 17–21. Retrieved from https://www.kh-mz.de/file admin/user_upload/HOCHSCHULE/Lehrende_nach_FB/Lehrer-_und_Anleit erqualifizierung_in_der_Pflege_BIBB_Bensch.pdf (abgerufen am 03.07.2022)

Blankertz, H. (1983). Sekundarstufen II – Didaktik und Identitätsbildung im Jugendalter. In D. Benner, H. Heid & H. Thiersch (Hrsg.), *Beiträge zum 8. Kongress der Deutschen Gesellschaft für Erziehungswissenschaft vom 22.-24. März 1982 in der Universität Regensburg.* (139–142). Weinheim; Basel: Beltz. (Zeitschrift für Pädagogik, Beiheft; 18). doi: 10.25656/01:22830

Bruner, J.S. (1986). *Actual minds, possible worlds.* Cambridge, Mass.: Harvard University Press.

Buchegger-Traxler, A. (2014). Der Einfluss der Ausbildung auf Zufriedenheit und Berufsverbleib in der Altenarbeit in Oberösterreich. *SWS-Rundschau, 54*(3), 331–343.

Bundesagentur für Arbeit. (2022). *Berichte: Blickpunkt Arbeitsmarkt – Arbeitsmarktsituation im Pflegebereich.* Nürnberg, Mai 2022. Retrieved from: https://st atistik.arbeitsagentur.de/DE/Statischer-Content/Statistiken/Themen-im-Fokus /Berufe/Generische-Publikationen/Altenpflege.pdf?__blob=publicationFile&v =13 (abgerufen am 03.07.2022)

Bundesministerium für Familie, Senioren, Frauen und Jugend (BMFSFJ). (2020). *Systemrelevant! Fachkräfte in der Pflege.* Berlin. Retrieved from https://www.bm fsfj.de/blob/158232/191a760eadd08057a9db9557f58e73a0/booklet-pflege-data .pdf (abgerufen am 29.06.2022)

Buxel, H. (2011). *Pflegefachkräftemangel: Motivation, Arbeitsplatzzufriedenheit und Jobwahlverhalten von Pflegekräften. Ergebnisse einer empirischen Untersuchung und Implikationen für das Personalmanagement und -marketing von Krankenhäusern.* Retrieved from: http://www.deutscher-krankenhaustag.de/images/pdf /2011/Buxel_aktuell.pdf (abgerufen am 03.05.2022)

Deutscher Berufsverband für Pflegeberufe (DBfK). (2021). *Pflege in den Koalitionsvertrag!* Retrieved from https://www.dbfk.de/de/presse/meldungen/2021/pfl ege-in-den-koalitionsvertrag.php (abgerufen am 06.05.2022)

Dresing, T. & Pehl, T. (2018). *Praxisbuch Interview, Transkription & Analyse. Anleitungen und Regelsysteme für qualitativ Forschende.* 8. Auflage. Marburg.

Erikson, E. H. (1993). *Childhood and Society.* New York: W. W. Norton & Company.

Fischer, R. (2013). *Berufliche Identität als Dimension beruflicher Kompetenz. Entwicklungsverlauf und Einflussfaktoren in der Gesundheits- und Krankenpflege.* Bielefeld: W. Bertelsmann.

Flick, U., von Kardorff, E. & Steinke, I. (2015). *Qualitative Forschung. Ein Handbuch.* Reinbek bei Hamburg: Rowohlt Taschenbuch Verlag.

Frey, H.-P. & Haußer, K. (1987). Entwicklungslinien sozialwissenschaftlicher Identitätsforschung. In H.-P. Frey & K. Haußer (Hrsg.), *Identität. Entwicklungen psychologischer und soziologischer Forschung* (3–26). Stuttgart: Ferdinand Enke Verlag.

Gerhardt, A.L. & Kanzog, J. (2017). *Ausbildungsreport 2017.* Berlin: DGB-Bundesvorstand (Hrsg.).

Gerlach, A. (2013). *Professionelle Identität in der Pflege. Akademisch Qualifizierte zwischen Tradition und Innovation.* Frankfurt am Main: Mabuse-Verlag.

Gruschka, A. (1983). Fachliche Kompetenzentwicklung und Identitätsbildung im Medium der Erzieherausbildung – Über den Bildungsgang der Schüler der Kollegschule und zur Möglichkeit der Schule, diesen zum Thema zu machen. In D. Benner, H. Heid & H. Thiersch (Hrsg.), *Beiträge zum 8. Kongress der Deutschen Gesellschaft für Erziehungswissenschaft vom 22.-24. März 1982 in der Universität Regensburg* (143–152). Weinheim; Basel: Beltz.

Heinemann, L., Maurer, L. & Rauner, F. (2009). *Engagement und Ausbildungsorganisation. Einstellungen Bremerhavener Auszubildender zu ihrem Beruf und ihrer Ausbildung.* Bremerhaven: Industrie- und Handelskammer Bremerhaven.

Heinemann, L. & Rauner, F. (2008). *Identität und Engagement: Konstruktion eines Instruments zur Beschreibung der Entwicklung beruflichen Engagement und beruflicher Identität.* Bremen; Heidelberg; Karlsruhe: A+B Forschungsnetzwerk.

Heinrichs, K., Wuttke, E. & Kögler, K. (2022). Berufliche Identität, Identifikation und Beruflichkeit – Eine Verortung aus der Perspektive einer theoriegeleiteten empirischen Berufsbildungsforschung. In R. Hermkes, T. Bruns & T. Bonowski (Hrsg.), *bwp@ Profil 7: Perspektiven wirtschafts- und berufspädagogischer sowie wirtschaftsethischer Forschung. Digitale Festschrift für Gerhard Minnameier zum 60. Geburtstag* (1–28). Retrieved from https://www.bwpat.de/profil7_minnameier/heinrichs_etal_profil7.pdf (abgerufen am 03.07.2022)

Heinzer, S. & Reichenbach, R. (2013). *Schlussbericht zum Forschungsprojekt: Die Entwicklung der beruflichen Identität. Z.H. des Leitungsausschusses des Bundesamtes für Berufsbildung und Technologie (BBT).* Retrieved from https://www.ife.uzh.ch/dam/jcr:00000000-272b-1a72-0000-00002d44d5b6/Schlussbericht_zum_BBT-Projekt_Berufliche_Identitaet.pdf (abgerufen am 20.04.2022)

Helfferich, C. (2011). *Die Qualität qualitativer Daten. Manual für die Durchführung qualitativer Interviews.* Wiesbaden: VS Verlag.

Hutter, T. (1992). *Berufliche Identität zwischen Ideal und Entwertung. Die subjektive Verarbeitung von Identitätsbedrohungen in der Sozialarbeit.* Bamberg: DIFO-Druck.

Isfort, M. (2013). Der Pflegeberuf im Spiegel der Öffentlichkeit. *Bundesgesundheitsblatt, 56,* 1081–1087. doi: doi.org/10.1007/s00103-013-1747-9

Isfort, M. (2022). *Berufseinmündung und Berufsverbleib in der Pflege in NRW. Eine Analyse der Einstiegs- Bindungs- und Haltefaktoren im Berufsfeld der Pflege.* Herausgegeben von: Deutsches Institut für angewandte Pflegeforschung e.V. (DIP), Köln. Retrieved from https://www.mags.nrw/sites/default/files/asset/document/kurzbericht_berufseinmuendung_berufsverbleib_pflege_in_nrw_28032022_dip.pdf (abgerufen am 20.06.2022)

Isfort, M., Rottländer, R., Weidner, F., Gehlen, D., Hylla, J. & Tucman, D. (2018). *Pflege-Thermometer 2018. Eine bundesweite Befragung von Leitungskräften zur Situation der Pflege und Patientenversorgung in der stationären Langzeitpflege in Deutschland.* Herausgegeben von: Deutsches Institut für angewandte Pflegeforschung e.V. (DIP), Köln. Retrieved from https://www.dip.de/fileadmin/data/pdf/projekte_DIP-Institut/Pflege_Thermometer_2018.pdf (abgerufen am 20.06.2022)

Isfort, M., Weidner, F., Neuhaus, A., Kraus, S., Köster, V.-H. & Gehlen, D. (2010). *Pflege-Thermometer 2009. Eine bundesweite Befragung von Pflegekräften zur Situation der Pflege und Patientenversorgung im Krankenhaus.* Herausgegeben von: Deutsches Institut für angewandte Pflegeforschung e.V. (DIP), Köln. Retrieved from https://www.dip.de/fileadmin/data/pdf/material/dip_Pflege-Thermometer_2009.pdf (abgerufen am 20.06.2022)

Jakobs, A. & Vogler, C. (2020). Generalistische Ausbildung: Ein Jahr "neue Pflege". Erste Erfahrungen aus der Umsetzungspraxis. *Pflege Zeitschrift,* 38–41.

Joost, A. (2007). *Berufsverbleib und Fluktuation von Altenpflegerinnen und Altenpflegern.* Frankfurt am Main: IWAK Instutut für Wirtschaft, Arbeit und Kultur. Zentrum an der Goethe-Universität Frankfurt am Main.

Kerstin, K. (2016). *Was ist Coolout?* Retrieved from https://opac.hs-lu.de/repositor y/DOC000001/B00207512.pdf (abgerufen am 18.05.2022)

Koalitionsvertrag zwischen SPD, Bündnis 90/ Die Grünen & FDP (2021–2025). *Mehr Fortschritt wagen. Bündnis für Freiheit, Gerechtigkeit und Nachhaltigkeit.* Retrieved from https://www.spd.de/fileadmin/Dokumente/Koalitionsvertrag/K oalitionsvertrag_2021-2025.pdf (abgerufen am 18.06.2022)

Kroger, J. & Marcia, J.E. (2011). The Identity Statuses: Origins, Meanings, and Interpretations. In S.J. Schwartz, K. Luyckx & V.L. Vignoles (Hrsg.), *Handbook of Identity Theory and Research* (31–53). New York: Springer.

Kuckartz, U. (2016). *Qualitative Inhaltsanalyse. Methoden, Praxis, Computerunterstützung.* Weinheim und Basel: Beltz Juventa.

Küpper, A. (2020). *Berufsverbleib von Auszubildenden in der Pflege. Der Einfluss von Moral Distress und arbeitsbezogenem Kohärenzgefühl.* Wiesbaden: Springer.

Lamnek, S. & Krell, C. (2016). *Qualitative Sozialforschung.* Weinheim, Basel: Beltz.

Liebsch, K. (2016). Identität und Habitus. In H. Korte & B. Schäfers (Hrsg.), *Einführung in Hauptbegriffe der Soziologie* (79–100). Wiesbaden: Springer VS.

Maginnis, C. (2018). A Discussion of Professional Identity Developement in Nursing Students. *Journal of Perspectives in Applied Academic Practice, 6*(1), 91–97.

Marcia, J.E., Watermann, A.S., Matteson, D.R., Archer, S. L., Orlofsky, J.L. (1993). Ego Identity: A Handbook for Psychological Research. New York: Springer.

Mayer, H. (2015). *Pflegeforschung anwenden.* Wien: facultas.

Mohr, J., Reiber, K. & Riedlinger, I. (2019). Veränderungsprozesse im Kontext des aktuellen Fachkräftebedarfs am Beispiel der Ausbildung. *PADUA, 14*(3), 169–173.

Mohr, J., Riedlinger, I. & Reiber, K. (2020). Die Bedeutung der Digitalisierung in der Neuausrichtung der pflegerischen Ausbildung – Herausforderungen für die berufliche Pflege im Kontext der Fachkräftesicherung. In E. Wittmann, D. Frommberger & U. Weyland (Hrsg.), *Jahrbuch der berufs- und wirtschaftspädagogischen Forschung 2020* (165–182). Leverkusen: Barbara Budrich.

Mühlhausen, M. & Wülk, A. (2014). Lebensbezogene Suchbewegungen pflegeberuflicher Identitätsentwicklungen: Von der Ausbildungsentscheidung zum Beruf. Eine qualitative Studie im Paneldesign. *Pflege 27*(3), 201–202.

OECD/European Observatory on Health Systems and Policies. (2019). *State of Health in the EU. Deutschland Länderprofil Gesundheit 2019.* Paris; Brüssel: OECD Publishing/ European Observatory on Health Systems and Policies.

Rauner, F. (2017). *Grundlagen beruflicher Bildung. Mitgestalten der Arbeitswelt.* Bielefeld: W. Bertelsmann.

Reiber, K., Küpper, A. & Mohr, J. (2021). Wunsch und Wirklichkeit in der Pflegeausbildung – eine laufbahnbezogene Perspektive auf Berufsorientierung im Kontext von Fachkräftebedarf. In U. Weyland, B. Ziegler, K. Driesel-Lange & A. Krause (Hrsg.), *Entwicklungen und Perspektiven in der Berufsorientierung. Stand und Herausforderungen* (179–195). Bonn.

Schädle-Deininger, H. (2015). Entwicklungen in der Pflegebildung. Einige unfrisierte Gedanken zur Pflegebildung in Deutschland. *Padua, 10*(3), 192–196.

Schaffert, R., Robin, D., Guinchard, B., Knüppel Lauener & Mahrer-Imhof, R. (2014). Mit beruflicher Identifikation in die Pflegepraxis. *Krankenpflege. Soins infirmiers, 107*(3), 32–34.

Schwinger, A., Klauber, J. & Tsiasioti, C. (2020). Pflegepersonal heute und morgen. In K. Jacobs, A. Kuhlmey, S. Greß, J. Klauber & A. Schwinger (Hrsg.), *Pflege-Report 2019. Mehr Personal in der Langzeitpflege – aber woher?* (3–22). Berlin: Springer.

Simon, M., Tackenberg, P., Hasselhorn, H.-M., Kümmerling, A., Büscher, A. & Müller, B.H. (2005). *Auswertung der ersten Befragung der NEXT-Studie in Deutschland.* Universität Wuppertal.

SINUS Markt- und Sozialforschung/ Bundesministerium für Familie, Senioren, Frauen und Jugend (BMFSFJ). (2020). *Kindertagesbetreuung & Pflege – attraktive Berufe? Forschungsbericht zu qualitativer und quantitativer Forschung mit Jugendlichen und jungen Erwachsenen im Alter von 14 bis 20 Jahren.* Heidelberg; Berlin: SINUS Markt- und Sozialforschung.

Statistisches Bundesamt (2022). *Pressemitteilung Nr. 135 vom 29. März 2022.* Retrieved from https://www.destatis.de/DE/Presse/Pressemitteilungen/2022/03/PD22_135_212.html (abgerufen am 20.06.2022)

Stemmer, R. & Bartholomeyczik, S. (2016). *Ethikkodex Pflegeforschung der Deutschen Gesellschaft für Pflegewissenschaft.* Retrieved from https://dg-pflegewissenschaft.de/wp-content/uploads/2017/05/Ethikkodex-Pflegeforschung-DGP-Logo-2017-05-25.pdf (abgerufen am 07.05.2022).

Steppe, H. (2001). *Krankenpflege im Nationalsozialismus.* Frankfurt/Main: Mabuse-Verlag.

Struck, P. (2017). Zwischen „Da kam so raus, dass ich handwerklich sehr begabt bin." und „Ich wollte noch ein bisschen Schule genießen." Evaluation des BMBF-Programms zur „Förderung der Berufsorientierung in überbetrieblichen und vergleichbaren Berufsbildungsstätten". Sonderbericht Nr. 3. Rostock: BMBF-Online-Publikation. Retrieved from https://berufsorientierungsprogramm.bmbfcluster.de/files/BOP_SonderberichtNr3_Qualitative%20Interviews_barrierefrei.pdf (abgerufen am 03.05.2022)

Struck, P. (2016). *Das Wissensmodell im Berufswahlprozess: Eine empirische Untersuchung zur Bedeutung von Selbstwirksamkeit und Ergebniserwartung für die Berufswahlaktivitäten und das Wissen über den Wunschberuf bei Jugendlichen vor dem Übergang Schule-Beruf.* Detmold: Eusl.

Thole, C. (2021). Berufliche Identitätsarbeit als Bildungsauftrag der Berufsschule. Am Beispiel der dualen Ausbildung im Einzelhandel. In M. Friese, K. Jenewein, S. Seeber & G. Spöttl (Hrsg.), *Berufsbildung, Arbeit und Innovation*. Bielefeld: wbv Media GmbH & Co KG.

Würth, N. (2021). *Pflegenotstand – warum es wohl noch schlimmer wird*. Retrieved from https://www.daserste.de/information/wirtschaft-boerse/plusminus/sendung/sr/sendug-vom-15-12-2021-pflegenotstand-100.html (abgerufen am 03.05.2022)

Witzel, A. (1982). *Verfahren der qualitativen Sozialforschung. Überblick und Alternativen*. Frankfurt; New York: Campus Verlag.

Witzel, A. (1985). Das problemzentrierte Interview. In G. Jüttemann (Hrsg.), *Qualitative Forschung in der Psychologie: Grundfragen, Verfahrensweisen, Anwendungsfelder* (227–255). Weinheim: Beltz.

Witzel, A. (2000). Das problemzentrierte Interview. *Forum: Qualitative Sozialforschung, 1*(1), Art. 22. Retrieved from https://www.researchgate.net/publication/228581012_Das_problemzentrierte_Interview (abgerufen am 10.06.2022)